「平穏死」を受け入れるレッスン

自分はしてほしくないのに、なぜ親に延命治療をするのですか？

特別養護老人ホーム　芦花ホーム　医師
石飛幸三

誠文堂新光社

「平穏死」を受け入れるレッスン

自分はしてほしくないのに、なぜ親に延命治療をするのですか？

はじめに

日本にはいま、高齢者を〝上手に死なせる技術〟が求められています。

〝上手に死なせる〟とは、なにも安楽死をさせようなどという話ではありません。誰もが「最期は苦しまずに安らかに死にたい」と思っています。それをかなえよう、というだけのことです。

ひと昔、いえ、ふた昔くらい前まで、日本人はけっこう上手に死ぬことができていました。人生の終わりが近づいたお年寄りは、襖一枚、障子一枚隔てた部屋の向こうで臥せっていて、家族の気配が感じられる日常のなかで静かに息を引き取っていました。そしてみんなから「ああ、大往生だった」と言われて野辺送りをされました。死とは悲しいものですが、天寿を全うできることは幸せな死に方でした。

しかし、いまはどうでしょうか。ちょっと様子がおかしいとなると救急車で病院へ直行です。本人は「そろそろお迎えが来たか」と思っているのに、してほしくもない医療を施されます。

「生かし続ける方法があるなら、やらなければならない」とさまざまな医療装置につながれている人は、みんな険しい顔をしています。

そもそも医療とは、人を病気や怪我から救うためのものです。人を〝死なせない〟ために行うもの。寿命が来て、人生の終着駅に近づいている人に〝死なせない〟ための医療を施すことは、自然の流れに逆行しています。その人の肉体を苦しめることになります。

老衰になったら、もうよけいなことをしてはいけないのです。

自然の摂理にまかせたら、人は苦しまず、安らかに息を引き取ることができます。

その人自身の持っている生命力に寄り添いながら自然なかたちで迎える死、それが、「平穏死」です。

芦花ホームで看取りをしていていつも感じることですが、自然のままに永遠の眠りについた方は、皆さんとても温和な優しい表情をしています。まるで仏さまのようです。その姿に私はいのちの気高さを感じ、自然と手を合わせてしまいます。

ところが、その穏やかな最期を迎えることを阻むものがあります。

意外なことに、これが家族の〝情(じょう)〟なのです。

そして、老衰をも治さなければならないという医療への過信です。

私が平穏死を提言するようになって今年で七年目です。多くの人が理解を示してくれました。

「年老いて人生の最終章を迎えたとき、あなたは延命治療をしてほしいですか？」

こう尋ねると、多くの人が「してほしくありません」「ただいのちを引き延ばすだけの延命措置は望みません」と言います。

ところが、自分の家族がそのときを迎えると、違うのです。

「できるだけのことをしてあげたい」と、自然の摂理に抗うことを望みます。

「一日でも長く生きていてほしい」と、延命措置をしようとします。

「安らかに逝かせてあげたい。でも、この温もりを失うことになると思うと、何も医療をしないという決断ができません……」

心は千々に乱れ、悩み惑うのです。

平穏死は、亡くなっていくご本人にとっては楽で幸せな最期です。しかし家族はそれを受け入れるまでに葛藤するのです。

「自分はしてほしくない延命治療を、なぜ家族にはしようとするのですか？」

それは、自分にとってかけがえのない大切な存在だから、家族だからです。絶対こうしなければならない、これが正解だ、という答えのある世界ではありません。人それぞれ、いろいろな考え方があって当然だと思います。

歩み寄る死という現実を前に、考えることに意味があります。

悩み、迷い、涙する日々のなかで、本当に大切にすべきものは何かに気づくのです。それは、先に逝く家族が「死とはどういうものなのか」を教えてくれている時間なのではないかと私は思っています。

誰もがいずれ死にます。身近な家族の死ときちんと向き合うことは、自分自身の死のレッスンでもあるのです。

老いて上手に死ぬために、人はどうあるべきか――。

あらためて、一緒に考えてみましょう。

「平穏死」を受け入れるレッスン

自分はしてほしくないのに、なぜ親に延命治療をするのですか?

目次

目次

第7章 試練は「人生で本当に大切なもの」に気づくためにある

終章　幸せな死を思い描いて、今日一日を楽しんで生きる

第1章

人には「安らかにいのちを閉じる力」がある

食べなくていい、飲まなくていい、眠って、眠って、さようなら

二〇一五年九月、NHKスペシャル『老衰死 穏やかな最期を迎えるには』という番組が放映されました。そのなかで、芦花ホームでの自然な看取りの模様が取り上げられました。

九三歳の女性、中村イトさんは、入所三年目でした。認知症が進み、意思表示はできなくなっていましたが、ご家族の話によると、元気なころには「亡くなったお父さんと同じように、自然な最期を迎えたい」と言っていたそうです。そこで、延命治療は一切せず、そのときが来たら、ホームで看取りをしようということになりました。

食事は食べやすいように加工された嚥下（えんげ）食にして、介護士が介助して口から食

べていました。けれども、食事の途中でもとろとろと眠ってしまうようになりました。

亡くなる一週間ほど前からは何も食べなくなり、一日の大半を眠っていました。水を飲ませようとしても飲み込めないので、水分を含ませたスポンジで口を湿らせました。

最期が近づいたことをご家族に知らせ、ご家族と職員が見守るなか、数日後に静かに息を引き取りました。

私は死亡診断書の死因の欄に「老衰」と記しました。

老衰が進み、いよいよ最期が近づいてくると、皆さん食べなくなります。食事介助のうまい介護士だと、口に入れることはできます。しかし、なかなか飲み込めないのです。食事中にうつむいて眠ってしまうということもしばしばあります。

これは老衰末期に共通する特徴です。身体がもう食べ物を受けつけなくなるのです。終わりのときが近づいているというサインです。ですから、われわれは無理には食べさせません。

生理学には、ホメオスタシス（homeostasis：恒常性）という概念があります。生体には、細胞の環境である体液の組成、温度、濃度などの条件を一定に維持する自動的機能が備わっている、とする考えです。

生き物が生存の限界に達し、そのいのちが消滅するときは、遺伝子に仕組まれた仕掛けにスイッチが入り、体液の条件を維持することを停止します。生体自身が自動的に生命現象を終息させるのです。これが自然死の仕組みです。

そのとき苦痛はないのか

自然な看取りをするかどうかをご家族と話し合うとき、多くの方が心配するのは、「苦しくはないのか」ということです。

私は芦花ホームの常勤医になることが決まったときに、緩和ケアについて再勉強しました。病院勤務の時代に、大腸がんが再発した年配の女性が最期のときを迎えられ、たいへん苦しまれたことがありました。そのときに、息子さんから「もっと麻薬を使って痛みを止めてやってほしい」と言われたのですが、十分なことができなかったことに対して忸怩たる思いがありました。その反省から、必要なときは効果的に痛み止めの麻薬が使えるようにと、準備をしていたのです。

ところが、ホームでは、亡くなるときにどなたも苦痛を訴えられないのです。食べなくなって、眠って、眠って亡くなられます。何もしていないのに、皆さん、最期はまるで麻酔をかけられているかのように、静かな平穏な最期を迎えられます。「今回もそうだったな」「また今回もそうだった」……その連続です。

芦花ホームに来てこの一〇年間、二〇〇名以上の方を看取ってきましたが、一例も麻薬を使っていません。使う必要がなかったのです。

考えられることは、老衰になっている身体は苦痛を感じにくくなっているということです。

その理由の一つは、βエンドルフィンというモルヒネ様の神経伝達物質が分泌され、体内に自然の鎮痛作用が働いているからだともいわれていますが、もう一つは、生命の最終章においては、血圧が下がって、脳では最も原始的な呼吸中枢にしか血液が届かなくなり、意識レベルも下がって、痛み、苦しみを感じなくなっていると考えられます。なかには、死に際にはむしろ多幸感があるのではないかと言っている研究者もいます。

やはりNHKの『老衰死』のなかで最期の様子が取り上げられた井川棨子さん

のご家族も、「話ができない状態のお母さんが、苦しみを抱えてはいないか」ということをとても気にしていました。

介護が必要になったのは、八年くらい前だったそうです。家族は病院に連れていき、いろいろな治療を受けさせましたが、栄子さんは次第に治療の負担を訴えるようになりました。

その後、芦花ホームに入所されました。延命につながる治療をどこまですべきか。いのちの火が消えるときは、水分、栄養はいらないのです。何をすることが苦痛になり、何をしないことが苦痛でないのか、私は丁寧に説明しました。

ご家族は葛藤しました。悩んだあげく、結局「安らかに逝かせてあげたい」と望み、看取りをすることになりました。

息子さんがホームに泊まり込むようになって四日目、静かに、穏やかに最期を迎えました。九二歳、私は死因にまた「老衰」と書き入れました。

自然な最期こそ平穏な死

自然な最期というのは、
もう食べなくていいのです。
飲まなくていいのです。
痛みも苦しみもありません。
ただ眠って、眠って、いのちの終焉を迎えます。

火が消えるときは、炎が細く小さくなっていって、スーッと消えていきます。
人間の自然な最期も、それと同じです。
人間も自然の一部なのです。自然の一部ですから、自然にいのちを終えていく、
そうすれば最期は平穏なのです。

それを受け入れられるかどうかは、「いのちはいずれ終わるんだ」ということを覚悟できているかどうかということになるのではないでしょうか。

数日だけでもいいので、一緒に寝起きしてその人に寄り添ってみることを私は勧めています。ずっと見守って息遣いを聞いていると、いのちの灯が少しずつ細く小さくなっていく様子がわかります。一緒に過ごすその時間が、目の前の現実を受け入れさせてくれるのです。

人間は遠い昔から親から子へといのちを繋いできたバトンランナーです。いくら医療技術が進歩しても、一人のランナーのいのちはせいぜい一〇〇年程度です。しかし、バトンを受け渡すことで、人間はさまざまな知恵を引き継いできました。

私は静かな看取りの場というのも、いのちのバトンの一つのような気がしています。人は一度しか死ねませんから、練習はできません。けれども、先に逝く人が、見送る人に「死とはこういうものだ」と教えてくれているのです。その最後のバトンを受け取ること、それが看取りなのです。

自然死が社会的に受け入れられる時代になった

ＮＨＫの『老衰死』の放送後、さまざまなところから反響が寄せられました。なかでもうれしかったのは、放送の翌朝早々に、私の母校である慶應義塾大学外科学教室の九〇歳の先輩から、「久しぶりに自然死を見せてくれてありがとう」との電話をいただいたことです。

いまから約二〇年前、社会学者の広井良典氏が「死は医療のものか」と題する論文を『社会保険旬報』に発表しました。それは人間の終末期には、医療よりもむしろ福祉ケアが関わるべきだという主張の内容でした。

これに対して、当時、医師たちから反論が起きました。「高齢者の最期は肺炎で亡くなることが多い。肺炎は医療によって治せるのに、治療しないのは見殺しにすることだ」というわけです。いわゆる「みなし末期」論と呼ばれるようになる論争のはじまりでした。

それから間もなく一九九八年一月、ＮＨＫ教育テレビ「列島福祉リポート」で、北海道の特別養護老人ホームでの看取りの模様が放映されました。下血した八〇歳の男性が病院に送られることを断り、老人ホームで八日後に亡くなったということが取り上げられていました。

広井氏の論文に反発していた医師たちは黙っていませんでした。「医療を受けさせれば助かる者を助けなかった」ことへの非難とともに、「治療しないとは医療の制限である。それを美談のように放送するとはけしからん」とＮＨＫへの批判も高まったのです。

この問題は当時、衆議院の厚生委員会でも取り上げられるほどでした。

いまから二〇年ほど前には、本人の意思を尊重して看取りをするということがまったく理解されなかったのです。老人ホームで担当していたスタッフは、挫折感に見舞われて職場を去ったそうです。

そのことを考えると、世の中の終末期医療に対する意識の変化には、今や隔世の感があります。

医療の世界では、当時、「方法があるのなら、なんとしてでもいのちを助けなければならない」という考え方が全盛でした。何を隠そう、かつての私自身、そう信じて疑わない医師のひとりでした。そして、まだそのような考えが、医療の現場で、また家族の間で尾を引いているのです。

人生最終章における医療の意味とは何か

私は還暦のころから、医師として、人間として、自分が治すことができなかった患者さんに、どのように責任を取るべきか悩むようになりました。

機会があって、ロンドンの郊外にあるセント・クリストファー・ホスピスを訪問し、緩和ケアの創始者であるシシリー・ソンダース医師にお会いすることができました。

不治の病の方にとって必要なことは、もはや医療による治療ではなく、その人の尊厳が保たれたかたちで過ごせる生活の支援だということを教えてもらいました。その人の尊厳、生活の支援――それは急性期病院の医師、とりわけ外科医にはほとんどなかった発想で、目を見開かされました。

私は医療の意味を考え直すようになりました。

日本が高齢化に突き進んでいることから生じるさまざまな課題、問題が、社会に目立ちはじめるようになってきていました。私が人生途上の病を乗り越えるお手伝いをした方々も、年月を経てどんどん歳をとられていきます。その方たちはその後どうされているのか、高齢者の医療福祉の現場をこの目できちんと見なければならない、それが医師としての自分の責任なのではないかとも思いました。

そんなタイミングで、阪神・淡路大震災が起こりました。どんなに医療技術が進歩しても、人間が長寿化しても、死というものはいつ、どのようなかたちで襲ってくるかわかりません。人間の死ということを考えたとき、ますます人生最終章のあり方について考えなければならないと思うようになりました。

そこへちょうど世田谷区社会福祉事業団が運営する特別養護老人ホームで、常勤医が亡くなられて代わりの医師が見つからないと聞きました。自分が行かせてもらえば、人生の最終章の様子を見ることができるのではないかと思ったのです。

私は特別養護老人ホーム「芦花ホーム」の常勤医になりました。

このような姿で生かされることを、誰が望んだのか

胃ろうをつけられて、ものも言えずにただ横たわっている高齢の方々の姿を見たとき、私は激しいショックを受けました。病院にいてはけっして知り得ないものでした。

関節の拘縮で手足は不自然な角度に折れ曲がり、口はムンクの「叫び」のように開き、人によっては時に「ああ」とか「うう」とうなり声を漏らしています。

なぜ、このようなかたちで?

もし私自身が寝たきりになったら、このような状況を望むだろうかと考えると、それは「ノー」です。自分だったら、このようにして生かされたいとは思いません。

では、この人たちは望んだのでしょうか。

おそらく自ら望んでこの状態になっている人はいないと思われます。

どうしてこういうことになるのか。

驚きはそれだけではありませんでした。勤務しはじめると、私はさらにさまざまな疑問にぶつかりました。

特養の医師として私がやらなければいけなかったのは、どの人に一日何キロカロリーの栄養を摂取してもらい、何ミリリットルの水分を摂取してもらい、どんな薬を服用してもらうかの指示をすることでした。

職員はその指示のもとに食事介助をしたり、胃ろうなどの栄養パックをセットしたりするのです。一日に決められた量をきちんと摂ってもらうことは、施設側にとって大事な責務、いえ、ある種ノルマのようなものでした。それを果たすためには、ときには深夜に水分補給をする、というようなこともあったのです。

なぜそんなことが必要だったのか。それは「きちんと食べさせないことが死につながる」というのが世の中の常識だったからです。「食べさせないから衰えるんだ、なぜきちんと食べさせてくれないんだ」と家族からクレームが来るような状況だったからです。

老いて認識力が落ちること、反射が落ちることは、人生の終わりが近づいたしるしなのですが、それでも水分と栄養を入れなければと考えるのです。

入所者の方の体調に異変があると、受け入れてくれる病院を急いで探すのも私の役目でした。その当時は、特養で死者を出すということは、職員に何か手落ちがあって事故が起きたからだと思われていたのです。その責任を負わされるのは困るので、入所者の体調に異変があるとすぐに病院へ送ることが、施設の大原則になっていました。

そこで何が起きるか。

多くの方が認知症を患っています。ご本人にしてみれば、何が起きたのかわかりません。運び込まれた救急外来で手に痛い針を刺されて点滴が始まります。嫌だから抜こうとすると拘束されます。本人はパニックに陥り、いっそう騒ぐことになります。

病院としては、こんな厄介な患者さんにいつまでもいられては困ります。手はかかるし、在院日数が延びることは経営に差し支えます。できるだけ早く退院していただきたい。経口摂取が可能な状態かどうかをゆっくり判定することもなく、家族は病院に呼ばれて、「口から食べることが誤嚥になり、肺炎を起こすのです。それを阻止するためには、胃ろうをつけることです」と言われます。

内視鏡を使って胃の中を照らして、お腹に小さな穴を開けて、プラスチックのキットをはめ込めば、三〇分もかからずに「胃ろう」ができます。チューブをつないでおけば、吸収のよい経管栄養剤を胃の中へ直接入れることができます。

誤嚥性肺炎で入院した方の多くが、このような経過を経て胃ろうをつけられて帰ってきました。

これはどう考えてもおかしい。私の中でいくつもの疑問が渦巻くようになるのに、そう時間はかかりませんでした。

胃ろうにしたら、誤嚥性肺炎を起こさないのか

胃ろうで栄養剤が直接胃に入るようになると、口から喉を食べ物が通っていかないので、もう気管に入る怖れがない。だから誤嚥性肺炎を起こさなくなるだろう、と思う方もいるでしょうが、残念ながら胃ろうをつけても肺炎予防にはなりません。

なぜなら、直接胃に入れても体がそれを受け付けないと、胃から逆流が起きるからです。それでなくても高齢になると、老化によって噴門部（食道と胃の境）の筋肉も緩んでいるので、胃の内容物が食道を逆行して逆流性食道炎を起こしやすくなっています。そこへ過剰に入れられると喉に上がって、反射の落ちた気管に入り、誤嚥性肺炎を起こすのです。

実際、私が芦花ホームに赴任したばかりのころ、数人の胃ろうの方たちが誤嚥

性肺炎のために何度も病院とホームの間を行ったり来たりしていたことが記録されていました。

問題は、入れる水分や栄養の量にあったのです。

人間はある程度歳をとると、徐々に食べられる量が減ってきます。四〇代の人でも、二〇代のころと比べると「若いころのようには食べられなくなったなあ」と感じることがあるはずです。

当然、七〇代、八〇代、九〇代と老齢になるにしたがって、食べる量は減ります。しかし、寝たきりの生活をしている九〇代の人がいったいどのくらいの量の水分や栄養を摂取するのがいいのか、正確なデータはこれまでない上に、体の具合は常に変化しています。

入院患者で寝たきりの場合、一日一〇〇〇キロカロリーは必要だといわれていました。しかしそれはあくまで一時的なものです。長期にわたり、しかもどんどん歳をとっていく人の実態は無視されて一定量のカロリー補給が必須と考えられていたのです。

私たちの体は器械ではありません。私たちは体の具合に応じて、食欲によって食べる量を調節して生きてきたのです。

その人に合った量に減らす

私は看護師たちと相談して、水分や栄養の量を減らしてみることにしました。正解でした。逆流して喉に詰まらせたり、誤嚥性肺炎を起こしたりすることが明らかに減ったのです。

必要栄養カロリーを摂取させるために、本人が望む以上に食べさせようとしていたことが間違いでした。家族は「しっかり食べさせてください」と言い、職員も「しっかり食べてもらおう」とがんばっていましたが、肝心の高齢者の身体は、もう必要とする水分や栄養の量を減らそうとしているのです。

口から食べている場合は、拒否することができますが、胃ろうなどの経管栄養の場合、一定量のものが機械的に胃の中に送り込まれてくるのです。身体が受けつけず、逆流を起こすのも無理はないわけです。

通常、成人男性は一日二〇〇〇キロカロリー、成人女性は一八〇〇キロカロリーが目安といわれていますが、寝たきりの高齢者はぐんと少なくていいのです。実際に六〇〇キロカロリーで一年半生きていた人もいましたし、二〇〇〜三〇〇キロカロリーで六週間もった人もいました。いずれも九〇代の女性でした。

医学生のバイブルともいえる『ハリソン内科学』に、こういう内容のことが書かれています。

「**死を迎える人は、いのちを終えようとしているのだから食べないのだ。食べないから死ぬのではない。このことを理解することで、家族や介護する人は悩みを和らげられる**」

私はこの意味を、ホームの医師となってから初めてリアルに体感しました。

食べるという行為は、ただ栄養摂取をしているだけではありません。味覚だけでなく、視覚や嗅覚、そして舌ざわりといった触感など、総合的な感覚でものを味わっているのです。

認知症が進んで自分が何者なのかもうわからなくなってしまった人でも、食べ物の好き嫌いは変わりません。甘いものが好きだった人は、やっぱり最後まで甘いものに関心を示します。苦手だったものは、形がなくなっていても嫌がります。しかし、それが生きているということなのです。

おいしいと感じることは、生きるうえでの大切な条件です。食べること、味わうことを奪われると、生きる喜びを失います。

経管栄養になって口からものを食べることがなくなった人は、口の中、顎、食道などの筋肉を使わなくなることで、一気に老化が進み、衰えていきます。五感への刺激がなくなるため、脳の働きも衰えます。喜びを奪われ、魂が抜けたようになります。ものを言わなくなります。笑顔を出さなくなります。

食べるということは、人間の生きる意欲と深く結びついているのです。

食べられなくなった高齢者に対して経管栄養という措置をとるときには、そういうこともしっかり考えるべきなのです。

食べられなくなったら、自然のままに

「自然にまかせたら人は穏やかに死ねる」というヒントをくれたのは、三宅島の人でした。

私がホームに赴任したとき、三宅島の女性が入所していました。九〇歳くらいだったと思います。日本は自然災害の多い国です。三宅島が噴火し、島民が東京都内に避難してきたことがありましたが、そのときに彼女は芦花ホームの住人となったのです。

熱を出して入院になりました。誤嚥性肺炎でした。胃ろうを勧められました。病院からの連絡で息子さんが行くと、お母さんは鼻から経管栄養の管を入れられていました。その姿を見た息子さんが、私のところへ来て言いました。

「先生、なんであんな管をつけたり、胃に穴を開ける手術をしたりしてまで生かしておかなきゃいけないんでしょうね。私にはわかりません。三宅島では昔から、年寄りが食べられなくなると、枕元に水だけ置いて寝かせておき、家族は静かに見守ります。島ではみんなそうやって死んでいきます」

息子さんのこの言葉が、私の心に強く焼きつきました。

高齢者が食べられなくなるのは、病気ではないのです。それは生き物としての限界が近づいているということ、寿命なのです。

人間は自然の一部です。老いて衰えたら、最期は自然に帰るのです。そのときが来たら、よけいなことをしないで、昔ながらの知恵に即して、自然な寿命が来ることを本人も家族も受け入れる、それこそが本来の正しい姿なのではないだろうか、と思うようになったのです。

思い起こしてみれば、私が子どものころ、年老いた祖母が、仏間に布団を敷いて長く寝ていました。そしてそのまま息を引き取ったことを思い出します。三宅島に限らず、それが日本人のごく当たり前の死に方でした。病院でいろいろな医療の末に最期を迎えるのが一般的になったのは、ここ五〇年ほどのことです。

私は職員に「ここで自然の摂理にまかせた看取りをしよう」と提案しました。家族会でも何度も話しました。

われわれの看取り活動が始まりました。

仏さまのような穏やかで柔らかな表情

それから芦花ホームでわれわれが立ち会わせていただいた自然な最期は、例外なく静かで安らかでした。

最期のときが近づいたら、無理して食べさせない。飲ませない。病院に送って何か延命的措置をするのではなく、ご家族と職員で見守って迎えます。

これは見殺しにするということとは違います。その人のために、あえてよけいなことはしないのです。その人の持っている生命力に寄り添うのです。

その様子はまるで、身体の中を整理整頓して片付け、身を軽くしていくようです。「眠るような最期」という言葉がありますが、本当に、眠って、眠って、静かに息を引き取られていくのです。

皆さん本当に穏やかなお顔をしています。

温和な優しい表情をしているのです。

まさに仏さまのようなのです。

ですから、最期に立ち会うと、自然と「ありがとうございます」という言葉が口をついて出てきて、そっと合掌をしています。

病院で病と闘い、死と闘って、敗れ果てた末の最期とはまったく違います。

病院では「治せないこと＝死」を意味し、「死＝敗北」でした。ですから、「なんとかしてこの人のいのちを救わなければいけない、生き延びさせてあげなければいけない、病気に負けるわけにはいかない」と、最後の最後まで手を尽くそうとしました。

それでも亡くなってしまうことは、医療者にとって最も無力感を味わう瞬間でした。

患者さんはみな、険しい顔をしていました。苦悶の表情でした。

当時は、病や死と闘いつづけたことが苦しかったのだろうと思っていました。

けれどもいま振り返ってみると、それはさまざまな人工的なものをつけられた状態に対する不快感や苦悶だったのかもしれません。

それは、ホームで看取りをすることが決まったとき、ずっと寝たきりで意識もなく、痰の吸引や気管チューブの交換のたびに身体を震わせて苦しんでいた人からチューブ類を外すと、その人の表情がふっと和らぐことから気づきました。

自然死こそ苦しまずに安らかであるということは、古代ギリシアの時代からわかっていたようです。プラトンはこう言っています。

老いとともに自然に終局に向かうものは
およそ、死の中で最も苦痛の少ないもの

病気や障害によって迎える死は苦しいものだけれど、老いとともに自然に終局に向かうものは、死の中でも最も苦痛の少ないものだろう、と言っているのです。

生き物は自然の摂理のもとで生きています。最期も自然にまかせるのがいちばんなのです。

自然は、私たち生き物が、穏やかに最期を迎えられるようにセットしてくれています。それを人工的な延命措置を施して自然の摂理に逆らおうとすると、生き物に与えられた自然の恩寵(おんちょう)(神の恵み)を受けられなくなります。

身体が最後に代謝を終えるのなら、飛行機が着陸するのなら、もう水分も燃料も無理に補給することはない、欲しくなくなるのですから食べなければよいだけ、そのうち眠くなって夢見心地、老衰の最終章はそんな姿です。

これが「平穏死」のあり方です。

私が最初に出した『「平穏死」のすすめ』が文庫になったときに、敬愛する日野原重明先生が解説を書いてくださいました。その最後の部分に、「死は『終わり』ではなく、むしろ永遠の生への『出立』」という言葉がありました。だから、平穏死を英語にするならば、「Peaceful Eternal Life」と呼ぶのがいいのではないか、とあったのです。

それを読み、思わず手を打ちたくなりました。

まさに、死に方は生き方なのです。

第2章

終末期医療、家族のジレンマはなぜ起きる?

高齢者介護の現場はいま

高齢者の介護施設はどこもいっぱいで、ご家族はたいへん苦労されています。国は「住み慣れた家で最期まで」としきりに在宅介護を勧めます。いくら地域包括ケアシステムでサポートするといっても、実際問題として二四時間一緒に生活して世話をしなければならないのは家族ですから、家族の負担は減りません。皆さん、へとへとです。

以前から「老老介護」「認認介護」のような状況はありましたが、このごろは、親の介護のために仕事を辞めざるを得ない「介護離職」もかなり増えています。最初のうちは「自分にとってたった一人の父親、母親なのだから、これは最後の親孝行だ」と思って介護を始めた人も、いつまで続くかわからない毎日の連続のなかで疲弊し、介護うつになる人もいれば、思わず虐待行為に走ってしまう人もいます。

デイケアや訪問介護、最近急速に増えている小規模多機能型居宅介護（小規模多機能ホーム）などをうまく利用することです。一人で背負い込んでしまうと、行き詰まってしまいます。

特別養護老人ホーム（特養）の入所は、厚生労働省が要介護3以上に定めたので、衰えが進んで重症化している人ばかりが入ってくるようになりました。以前は、認知症で徘徊する人や「帰りたい、帰りたい」と騒いだりする人など体力的に元気な人がいましたが、いまはそんな元気な状態で特養に入ってくる人は珍しくなりました。

老いは止まってくれません。入所を待っている間にもどんどん衰えが進んでいきます。自宅では対処しきれなくなって別の施設探しに奔走し、小規模多機能ホームとか、介護老人保健施設（老健）とか、経済的に余裕のある人は有料の老人ホームとか、いろいろ点々とされているケースが多いのです。ご家族の「ああ、やっと芦花ホームに入所が決まって、心底ほっとしました。ありがとうございます」という言葉に、それまでの苦労が窺われます。

老健は、以前は病院とホームの中間のような位置づけでしたが、高齢者がどんどん増えて行き場所がないため、いまは一時的な中継地点ではなくて、最終地点に変化してきました。そのため、老健でも看取りをやるようになっています。そうせざるを得なくなっているのです。

芦花ホームでは、このところ入所検討委員会を頻繁にやらなくてはいけなくなりました。重症化している人が入ってきているため、亡くなる方が多いのです。従来、入所検討は月に一回程度でよかったのですが、このごろは月に三回開くこともあります。

また必然的に入所期間が短くなった、ということも言えます。

職員は、入所者の方に人間らしい生活を送っていただくために何ができるかを一生懸命考え、喜んでいただけるようにがんばっているのですが、最近はもうコミュニケーションが取れない状態になって入ってくる方が増え、しかも短期間の方が増えたので、介護スタッフたちはお世話をする張り合いが少なくなっているという一面もあります。

ホームが、高齢者にとっての「終の棲家」から、「最期を迎えるための場所」のようになってきつつあります。

それは家族の受難として始まる

老衰のプロセスを大きく分けると、まず移動の能力が落ち、次に排泄の能力が落ち、そして摂食の能力が落ちていきます。普通のコミュニケーションが成り立っているときはまだいいのです。問題は認知症というかたちで、違う世界に生きはじめた人とのコミュニケーションにあります。

典型的なパターンを紹介しましょう。

しっかり者だったお母さんが、ときどきわけのわからないことを言いだすようになります。娘さんは、注意をすることが増えます。

お母さんは、なぜ自分のやることなすことこんなに否定されるのか、なぜこんなに責められなければいけないのか、わかりません。

自分の娘、かつてあんなにかわいくて、いつも「お母さん、お母さん」と自分を慕ってくれていた娘が、こんなことを言うはずはないと思いはじめます。こんな意地悪いことばかり言う女は、私の娘なんかではない。そしてまた衝突が起きたときに言います。

「あんた誰よ！」「あんたなんか私の娘じゃない」と。

娘さんのほうはショックを受けて、「何言ってんのよ、私よ、お母さんしっかりしてよ！」と、お母さんの肩をつかんで揺さぶります。

お母さんは、この人は言葉だけではない、暴力も振るうのかと思い、怯えます。

娘さんを怖がるようになります。

始まりは、親思いの娘さんが歳をとって生活が不自由になってきたお母さんの介護をしようとしたことでした。血がつながっているから、親しい間柄だからこそ遠慮なく家族は言います。注意します。同じ世界で会話が成立していたときには問題なかったことのはずなのに、互いの気持ちがうまく通い合わなくなると、いつしか家庭における介護地獄の一面と化していきます。

娘さんは睡眠時間がどんどん減らされます。一晩中一睡もできないこともあります。それでも朝になったら会社に行って仕事をしなければなりません。もうへとへとです。

さっき、やっと片付けたかと思ったところを、また汚されます。もう我慢の限界です。ついカッとなり、心ならずも虐待が起きます。これまでの長い人生の中で埋もれていた心の古傷が、澱んでいた思いが呼び起こされ、血がつながっているからこそ噴き出します。

娘さんは、お母さんの身に起きている認知症を、「受難」ととらえます。お母さんが憎いわけではありません。しっかりしたお母さんだったからこそ、自分の身内だからこそ、その人が〝壊れていく〟のが受け入れられないのです。

そして、どうして私がこんな受難に遭わなければいけないんだろうと思います。心がどんどんすさんでいきます。

このような方たちを社会的に支える仕事として、認知症の人と家族の間に入って生活を支えるのが介護施設の役割です。

お母さんが施設に入ってしばらく距離を置き、ようやくゆっくり眠ることができて自分を取り戻した娘さんは、穏やかな顔でお母さんに接することができます。お母さんも、優しいわが娘に微笑み返します。入所後二週間ほど経った日曜日、複雑に絡んだ気持ちがほぐれて、お母さんと久しぶりに午後の紅茶を飲んでいる家族のひとときの様子を見ると、とても虐待が起きるような家族には見えません。

家族の問題だと自分で抱え込まずに、第三者に関わってもらうことの大切さを感じます。

年寄りの本音

芦花ホームは平均年齢九〇歳、九〇パーセントの方が認知症を患っています。以前はいまほど重症の方が多くなかったので、私もおしゃべりをしたものですが、よく言われました。

「老いぼれてこんな状態で生きていたくない」と。

「人さまに迷惑をかけて生きていたいなんて思っていなかった」と。

「先生、一服盛ってくださいよ」と言う人までいました。

私は、それが大多数の年寄りの本音だと思っています。

長生きはしたいと思っていたでしょうが、それは自分で自分のことができる範囲のことであって、人に厄介になりたいと思っていた人はそうはいないのではないでしょうか。とくに戦争という厳しい時代を生きてきた世代にはそういう気持ちが強かったと思います。

しかし死に時を自分で決めることはできません。

いつのまにか老い衰え、いつのまにか呆けて認知症と診断され、排泄も食事も自分ではできなくなり、介護を受けるようになった。それでもまだ死なない。やがて意思表示することもできなくなって、肺炎を起こしたのがきっかけで胃ろうをつけられ、寝たきりのまま〝生かされ〟つづけるようになる。

自分の意思でこういう人生のエンディングを選んだ人はいないと思います。がんばって生きてきてたどりついた先がこういうかたちで幕を閉じることになろうとは、誰一人思っていなかったはずです。

そんな高齢者が、日本にはまだびっくりするほどたくさんいます。意思表示ができたら、「もういいかげんに逝かせてくれ」と訴えられるにちがいないような気がします。

そのご家族はなぜ、そういう選択をしたのでしょうか。

なぜ、生かしつづけなければならないと思ったのでしょうか。

渦巻く家族の情

親を失いたいと思う人はいません。たとえいろいろ確執があったとしても、親にはできるだけ生きていてほしい、そう思います。

いのちの危機のとき、病院で医者から「このままだと危険です。○○○をしますか」と言われたら、「してほしい」「救ってほしい」と願うのが普通です。この○○○は、胃ろうかもしれませんし、気管切開かもしれませんし、昇圧剤かもしれません。そのときは「これは延命治療です」とは説明されません。「それをしないと死んでしまいますよ」と言われるのです。落ち着きを失っている家族は「してほしい」と言うでしょう。そして後で「こういうことになるとは思っていなかった」となる。こういうケースはかなり多いです。

たとえ本人が「延命治療は望まない」と希望していても、家族はそれがやがて延命治療になっていくとは認識できていないことはけっこうあります。

また、本人の意思を尊重しようとは思っていても、「何もしない＝死」という事態を受け入れられないこともよくあります。たとえ一縷の望みであっても、大切な家族のいのちに希望があれば、そこに期待したくなるのが家族です。いまが、「回復の可能性がまったくない状況」だとは思いたくないわけです。

そして本人の意思をいろいろ解釈しようとします。「お父さんは無駄な延命治療はしたくないと言っていたけれど、これは望みのある救命なのではないか。お父さんだったら、あきらめないと言うのではないか」などと考えるのです。

会話ができなくても、意識がなくても、まだふっと反応がある。この手の温もりは生きている証、少しでも長くこの温もりを感じていたいと思う。

何もしないでただ死ぬときが来るのを待つなんて、そんな冷たいことはできない。見殺しにするようなことはできない。とくに親のいのちを左右する決断を自分がしなければならないというのは、非常に重いことです。心が揺れます。どちらにしても、それを一生背負うことになるでしょう。

夫婦やきょうだい、親戚の間でも考え方が食い違い、意見が対立します。しかも、日ごろ介護をしていない者ほど「何かしなければならない」と口を挟み、「病院に送らないのか、このまま何もしないでよいのか」と口を挟み、自分にしてほしくないことを、肉親にはしてほしいと希望する、いえ押しつけようとします。

ときには、お金の問題が絡みます。口には出せないけれども、お母さんの年金が大事な収入源になっているのだから、ここで死んでもらっては困る、というケースもあります。

ですから、されたくないことをされてしまわないためには、本人がしっかり意識があるうちに、自分の最期のときに医療をどうしてほしいかの指示書、リビングウィルをきちんと書いておくことが大事なのです。

ですが、ただ書いておくだけでなく、家族間で話をしておくことが必要だと思います。話して、自分の考え方を理解してもらっておく。そうすることが、家族を悩ませないための策でもあります。

人の生き方の問題は刑法でも裁けない

この問題は、法律の解釈もむずかしいところです。

最期を迎えるときも、延命措置をどこまでもしなければならないように思わせる法律があります。それが刑法218条とそれに続く219条です。

そこには「老年者、幼年者、身体障害者、病者を保護する責任のある者が、生存に必要な保護をしなかったときは懲役に処する」と書いてあります。

法は文言ですから、文言通りにとらえると、命を延ばす方法があればどこまでも老年者に延命措置をしなければならないことになります。幼年者、身障者、病者はよいとしても、老年者はいずれ最期を迎えるのです。

さらにこれに続く刑法219条では、前条すなわち218条に違反すれば保護責任者遺棄致死罪として、不作為の殺人罪に問われます。

一方、刑法199条における殺人とは、「自然の死期に先立って他人の生命を断絶すること」と一般的には定義されています。

これによるともう自然の死期が来ている場合は、自然の死期に先立つ場合ではないので、単なる延命措置はしなくてもよいのではないかと考えられます。

このように、刑法でも、解釈次第でどちらともいえるのです。

人生の最終段階における医療は、人の「生」の多様性を許容する視点でとらえなければなりません。

いかに生きるか、いかに逝くかは、人それぞれの人生観、主観によります。道徳的に正しいとか正しくないというものではないのです。

脳死状態の患者の人工呼吸器を外したことが、「保護責任者遺棄致死罪」「不作為の殺人罪」に問われた川崎協同病院事件の第二審において、東京高裁の裁判官は判決の理由書で、次のような趣旨のことを述べています。

「こんな問題を裁判所に持ってこないでください。国民レベルでしっかりと議論してコンセンサスを作りなさい。これは人の生き方の問題です。法は国民のためにあります。だから法は国民のコンセンサスに従います」

こういう裁判官もいるのですが、終末期医療は時代背景が大きく異なる明治時代の古い法律の影響を、いまだに引きずっているのが現状です。

意見が割れた、心が揺れた

お母さんの終末期を迎え、家族がたいへん思いまどった末に、最後は自然な看取りをされた例がありました。

お母さんは九四歳、お父さんは約一〇年前に他界されていました。

認知症プラス厳しい糖尿病を抱えていて、ホームに入所後一ヵ月も経たないうちに肺炎で病院に入院しました。病院ではインシュリン注射で血糖値がコントロールされる状態でしたが、もう点滴を刺す静脈が腕にも脚にもなくなったので、胃ろうをつけるか中心静脈栄養にするかを迫られました。

お姉さんと弟さんの二人きょうだいで、意見が割れました。お姉さんは最期まででできるだけの治療をしたいという考え、弟さんはもう十分だから、胃ろうも中心静脈栄養もせずに、ホームでの自然な看取りをするのがいいという考えでした。

双方の配偶者もまじえ、ホーム職員と三回にわたって話し合いをした末、お母さんはホームに帰ってくることになりました。

病院では点滴とインシュリン注射をしていましたが、ホームではもう点滴はしません。寝たきりで、ときに片言をしゃべることができます。

お姉さんはほとんど毎日来られ、少しでも食べさせてほしいと言われます。熟練した介護士たちが、誤嚥させないように注意しながら、少しでも栄養のある流動食を慎重に食べてもらいました。一日の摂取量は三〇〇キロカロリー前後、水分は四〇〇ミリリットル前後でした。

たったそれだけで、お母さんは一ヵ月以上生きていました。

するとお姉さんがこんなことを言い出しました。「これならばもう一度病院に入院して、インシュリンを使って管理すれば、お母さんはもっと元気になるのではないか。病院でできるだけの治療をお母さんに受けさせたい」と言うのです。

ホームに戻ってきたときには、あと一週間から一〇日くらいか、という感じだったのです。それが一ヵ月以上も生きられたわけですから、よかったじゃないかと思うところですが、家族にとってはそうはならないのです。受けとめ方が変わって、「もっと生きられるのではないか」と思うのです。

再びご家族と職員皆で話し合う機会を設けました。

私は言いました。「病院に移れば、血糖の測定をしてそれに見合ったインシュリンの投与は行われるでしょう。しかし、病院にはこのようにゆっくりと上手に口から食べさせるような職員の手はありません。おそらく経管栄養を勧められるでしょう。娘さんの『胃ろうはつけたくない』という意向があるので、経静脈に入れるしかない。いまお母さんが食べている三〇〇キロカロリーの栄養を入れる方法は、中心静脈栄養法しかない。この方法はある期間続くと感染の危険が起きるので、一定期間ごとに別な場所に管を入れ直さなければならなくなります。お母さんは重症の糖尿病なので、この方法は敗血症の危険が伴います。お母さんはいま、芦花ホームで自分の好きなものを食べて、苦痛なく生きている。どちらがいいかはご家族で忌憚なく話し合ってください」

結果は、このままホームで過ごすことになりました。娘さんも受け入れたのです。それからさらに一週間、穏やかに過ごしました。お母さんはだんだん意識が薄れ、さらにほとんど食べなくなりました。眠って、眠って、まるで絵に描いたように静かに最期を迎えました。

この間どのような思いでお母さんを見守ったか、姉さんと弟さんは一冊のノートに毎日それぞれ自分の想いを書き込んでいました。

お姉さんは、お母さんが自分の好きな甘いものを食べてくれた喜びを繰り返し書いていました。

弟さんは、絵の才能があると思われ、線画でお母さんの穏やかな寝顔を、お姉さんが書いた想いのページに挿絵のように画き加えていました。それはまるで二人の「共作」でした。

後日、お母さんの部屋の荷物の片付けに来た姉弟は、さっぱりとした様子でした。

人生最後の時間をどう楽しく生きてもらうか

親との永遠の別離は悲しい。つらいことです。悩み、迷うのは当然です。いつまでも生きていてほしい、それをかなえてくれる医療につい すがりたくなります。ご家族の断ち切れない思いはわかりますが、別れは必ず来ます。どこかで受け入れるしかないのです。

どうしたらいいのかわからなくなったら、自分の〝情(じょう)〟はとりあえず脇に置いて、「本人にとっていいことは?」と考えてください。

自分の思いを書き出してみるといいと思います。「悲しい」とか「まだ別れたくない」とか、「できるだけのことをしてやりたい」とか、思いを書き連ねてみるのです。自分の情というのは、自分が主語になる感情です。自分が望んでいることであって、相手のことを考えているものではありません。

厳しい言い方をすると、それは「エゴ」です。

自分の思いにとらわれた考え方から、いったん離れたほうがいいのです。

誰の人生なのでしょうか。お母さんの、お父さんの人生です。

本人にとってどうなのか、それを望んでいるだろうか、苦しくはないだろうか、その人だったらどうするか、何を喜ぶかを考えると、違った見方ができます。

本人の意思を尊重していないこと、じつは自分の感情を押しつけていたことが見えてきます。

人生最後の時間を、いかに快適に過ごしてもらうか、どう楽しく生きてもらうか、と考えればいいのです。

そうすると、いのちの長さを延ばすということにあまり意味を感じなくなるのではないかと思います。

自分の感情、情念と対照的なのが、対象を能動的に把握する理性です。

どうしてあげようもないならば、自分の情で考えようとするのではなく、本人のためを考える。これが理性です。

感情と理性、それにより両極端に振れる老衰終末期の医療の仕方、この問題は客観的にこうすべきだと決めてかかれるものではありません。一例、一例、すべて状況が違います。そこに関わる関係者には理性もありますが感情もあります。

家族は親との永遠の別離という、その人にとって人生の最初で最後の苦悩に向き合うのです。こうあらねばならないという決まった原則などありません。

関係者がそれぞれ考え、話し合って、決めたことなら、それでよいのです。あとから振り返ってみて、繰り返し悩んで選んだこと、その悩んだことが実は心を癒してくれるのです。

悩んで、迷って、話し合う、その時間を持つことが大事。衝突したとしても、話し合う時間を持ったということがあれば、悲しみを引きずらないで済むのです。

悩み、戸惑い、苦しみながらも、みんなそれを乗り越えていくのです。

第3章

日本人の医療依存を考える

胃ろうは減ったけれど

日本の認知症高齢者が、胃ろうをつけられて寝たきりになっていることは、海外からかなり異常な状況と見られてきました。

ところがこの数年間の間に、認知症高齢者の人工栄養の方法として盛んに行われていた胃ろうの造設が減少してきたのです。

消化管が機能している患者に対する人工栄養の方法として、日本で経皮内視鏡的胃瘻造設術（PEG：Percutaneous Endoscopic Gastrostomy）が行われるようになったのは、一九九〇年代後半からです。患者の身体的負担が少なく、簡単につけられることから、二〇〇〇年代に入って急速に普及しました。

なかでも顕著になったのが、口からものを食べられなくなった重度の認知症高齢者への造設でした。

全国津々浦々の多くの医師たちが、「胃ろうをつけなければ、栄養が摂取できなくて死んでしまう」と家族に説明しました。

その結果、胃ろうで栄養補給をしている認知症高齢者は、全国で推定五六万人にも及びました。

私が特別養護老人ホームの常勤医となったのが二〇〇五年、そこで知った自然な老衰死のあり方として「平穏死」を提唱しはじめたのが二〇一〇年です。それはまさに、胃ろうが全国的に広まって、老人医療の新たな常識のように言われていたときでした。

しかしこれは、つけられた当事者にとってありがたいものになっているようには思われませんでした。私は安易な胃ろう造設に、疑問を投げかけました。

老人医療の現実を知る一部の医療・看護関係者が、私同様、胃ろうをはじめとする経管栄養のあり方に対して疑念を口にするようになりました。

それが、流れを変える一つの契機になったと私は思います。

社会の意識は徐々に変わりはじめました。

厚生労働省も動きました。二〇一四年の診療報酬の見直しで、安易な胃ろう造設を抑制するために、胃ろう手術の診療報酬が四割削減されたのです。胃ろうをつけることに、医療側のメリットが減ったわけです。

その上、胃ろうをつけるには嚥下機能検査をすることが条件づけられました。これにより、「食べられなくなった＝胃ろう」という流れは確実に減っています。

実数がなかなか把握しにくいのですが、新しく胃ろうを造設することが減った結果、現在、胃ろうをつけて寝たきりになっている人は、およそ二〇万人くらいだろうとみられています。それでもまだそんなにいるのか、という気がしますが、減少していることは確かです。

講演に呼んでいただき、私が二度目に訪ねるようなところでは、「胃ろうが減りましたよ」という話を必ず聞きます。それは積極的に変えていこうという意識をもった人たちが講演の声かけをしてくださるからかもしれませんが、全国的に変わってきたという手ごたえを感じています。

胃ろうの代わりに起きていること

ところが、残念なことに問題の根本はまだあまり変わっていないのかもしれません。

胃ろうをつけなくなった代わりに、中心静脈栄養を望む家族がいるというのです。

中心静脈栄養とは、鎖骨の下や頸にある太い静脈からカテーテルを入れて奥へ進め、中心の静脈にカテーテルの先端を留置して、そこから高カロリーの栄養液を投与する方法です。延命治療法です。しかし身体の奥の大静脈にまで管を通すため感染症を起こしやすく、ひどい場合は敗血症になります。呼吸困難や意識障害を起こし、いのちに関わる重篤な状態に陥ることもあります。

感染症が起きたら、一度チューブを抜き、新たに別のところに入れ替えなければなりません。

胃ろうの代わりとして、鼻から管を入れる経鼻胃管も脈々と行われているようです。

経鼻胃管は、不快感が強い方法です。胃ろうが普及する前にはよく行われていましたが、状況が理解できない認知症の人は、気持ちが悪くて勝手にチューブを抜いてしまうことがよくありました。それを抑制するために、手が拘束されることもあって、それがしばしば問題になっていました。

胃ろうが一気に普及した背景には、中心静脈栄養や経鼻胃管で起こるような問題が生じにくい、患者さん本人に与える負担が少ない、という利点があったわけです。

それを、「胃ろうがよくないというなら、中心静脈栄養にすればいい、経鼻胃管にすればいい」と考えるのは、本末転倒です。ことの本質をまったくわかっていません。

中心静脈栄養や経鼻胃管については診療点数が減っていないのがその理由になっているとしたら、これまた由々しき問題です。

胃ろうがいけない、という話ではないのです。

問題は、老衰が進み、もはや栄養をそれほど必要としなくなっている高齢者に対し、機械的に栄養を入れつづけることにあるのです。

それにしても、数年前までは「胃ろうをつけなければ死んでしまう」と胃ろう一辺倒の意見が席巻していたかと思うと、今度は「胃ろうをつけることはすべて悪い」と言わんばかりのこの風潮、日本人はなぜこんなに極端から極端へと振れてしまうのでしょうか。

老化も、認知症も、一人ひとり状況は違います。生活している環境も違います。みんな右に倣えをする必要はない、いえ、右に倣えをしてはいけないのです。

その人にとってどういう意味をもつかをきちんと考えて判断しなくてはならな

いのです。

海外では胃ろうをつけて寝たきり状態の人はほとんどいないといわれます。とくに福祉の進んでいるヨーロッパの国々では、本人が望んだわけでもないのに、胃ろうをつけられてただ〝生かされている〟ような状況は、本人の尊厳を無視した行為であり、虐待に等しいとみなされます。

それが、日本では平気で行われているのです。

なぜこのような状況になったのでしょうか。

医療保険制度の功罪

日本の医療問題を語るうえでは、すべての国民が低負担で医療を受けられる仕組み、国民皆保険制度に触れないわけにはいきません。

健康上の障害が生じたとき、誰もが気軽に医療機関で診療を受けられるのは、国民皆保険のおかげです。これは世界に類を見ない恵まれた制度です。

しかし、この仕組みがいまや、日本の財政を揺るがす大要因になっています。それは日本人が、自己負担の少ないことをいいことに、湯水のように医療費を使うようになったからです。

わが国の国民医療費は、いまや四〇兆円を超えています。そして、このうち後期高齢者の医療費、すなわち老人医療費が一四兆円、約三五パーセントを占めています。

ちょっとしたことでも「病院に行って診てもらわなくてはいけない」という強迫観念に捕われて、医療機関に駆け込みます。なかには、保険料を納めているのだから、医療の恩恵を受けないと損だと考える人もいます。

とりわけ、時間は十二分にあり、老いというさまざまな病態を抱え持った高齢者は、せっせと医療機関に通います。毎日の生きがいが、病院に行く予定が入っていることだったりします。飲まない薬がどんどん高齢者の家に溜まっていきます。

雪だるまのようにふくらんでいく高齢者医療費のツケは、孫や曾孫のような若い世代にどんどんまわされていきます。これでは若者は老人を敬うような気になれず、むしろどんどん疎ましく思うようになるのではないかと心配です。

一方、「診療・治療する側」にも問題があります。

日本の医療費は出来高払いです。これは本来、性善説に則って、倫理的、理性的に運用されるべきものです。ところが人間が欲にかられて利益追求をしようとすると、いかようにもできてしまうのです。

そのつもりでなくても、この病態は老衰によるものであって、治せないものであることを考えないと、役に立たない医療行為を老人に押し付けて、結果的に高額のレセプトを提出してしまいます。

要するに、医療を受ける側に対しても、提供する側に対しても、〝ざる〟のような仕組みになっているのです。これでは破綻するのも当たり前です。

ヨーロッパの医療のあり方との違い

日本の医療供給は、公的機関より私的な機関でより多く行われています。ですから供給は自由競争に沿っていますが、財政は公的に管理され、保険料と税金の両方で賄われています。

これに対して、ヨーロッパでは、医療は供給も財政も国の管理下にあります。イギリスではすべて税金により賄われていますし、フランスやドイツでは保険料で賄われています。

そのうえ日本と欧州とでは、医療の管理の仕方が違います。向こうにも医師会はありますが、基本的に政治活動はしません。その代わりに、倫理的に医療のあり方を管理する専門的な監督官庁があるのです。政権政党が変わると政府の方針がぶれる日本、厚労省が医師会を〝利益誘導〟している日本とは大違いです。

イギリスでは、患者が地域の単位ごとに一人の家庭医（general physician）に登録されており、地域の住民は病気になったときにその医師の紹介がないと専門の病院を受診できない仕組みです。

直接大病院に行けないので、ときには病気を治してもらうのに手間取ることもあり、日本のように保険証があれば誰でもどこでも自分の望む医療機関を受診できるのに比べれば不便です。

日本はその点恵まれていますが、そのために、じつは病気ではない高齢者で病院があふれ返っているというアンビバレンツな状況を生んでいます。

もう先がない老衰の場合と、人生途上のまだ先がある病気の場合とでは医療の意味が違うはずです。ところが、日本では病的状態として一緒にされているのです。医療の意味が確立されていないので、医療の対象としての適応が真剣に考えられていないのです。

無駄の少ないドイツの合理主義

血管外科の技術を得たいと考えた私は、若いころ、ドイツの病院で実地に医療を学んだことがあります。ものの考え方が日本とは違っており、さまざまな場面で目から鱗が落ちた思いをしました。

たとえば病院で、日本では骨折の患者が来た場合、整復前、整復後、二度レントゲン写真を撮ります。そのことをおかしいと思う日本人などいません。

しかしドイツでは違っていました。私は当直の夜、手首を骨折した子どもが来ました。整復して、ギプス固定をしました。

翌朝の報告ミーティングの際に、整復前後のレントゲン写真を提示したところ、教授からひどく叱られました。

「子どもの手首の骨折は定型的なものだ。整復後の写真一枚あればよい。レントゲンで透視しながら真剣に整復作業をしたはずだ。あるべき位置に治したのだ、その正しい位置に戻った証拠写真があればそれで充分だ。整復前の、骨の折れた写真など不要だ。これは『こんなにたいへんな状態だったのを私は治したのです』と言わんばかりの鼻持ちならない自己顕示だ。そんなものは要らない」

日本では当然のこととしてやっていたことを、バッサリと切り捨てられました。無駄なことはしないという合理主義とともに、「それまでの経過や、作業の内容は医師が自分の責任のもとに行ったのだから、それを信じるべきだ。それが医師の権威であり、医師の矜持というものだ」という確固たる自信に基づいた考え方でした。

それは、レントゲン撮影による照射被爆量をできるだけ抑える、という発想もあっての判断のようで、二重、三重の意味でなるほどと思わされました。

こんなこともありました。

アウトバーンで交通事故が起きた場合、警察官が来て写真を多方向から一斉に撮ると、できるだけ早く事故車を移動させて、本来の交通機能の回復・再開を最優先させます。事故の調査は後回しです。

あるいは、遮断機のある踏切では、遮断機が上がっていれば、どんどん前の車に続いて踏切を渡ります。遮断機が降りていないのですからさっさと渡ったほうが、交通が滞りません。燃料も無駄になりません。しかし日本の場合は、遮断機が降りていないときでも車は一旦停止しなければなりません。

ドイツは合理的だとよくいわれますが、国民が社会の仕組みを互いに信頼しあっているのだと感じました。

規則のための規則に縛られず、当たり前のことが当たり前に機能していたのです。

それに比べると、日本はいまだに市民社会が成熟できていない感があります。

老人医療についていえば、日本では、レセプト（診療報酬明細書）に病名を書いて保険機関に請求すれば、それが老衰に役に立たなくても診療報酬を受け取ることができてしまいますが、ドイツの場合は、医師が「この患者は老衰であるから、医療の対象ではない」と一言カルテに書けば、老衰の患者に無駄な医療が行われるようなことはありません。

日本でも各人が自己責任をもち、そのなかで当たり前のことを当たり前にやる。そうすれば、日本はもっと風通しがよい社会になる気がします。

高齢社会の日本では、今、多くの国民が医療のあり方のおかしい面に気がついてきました。

医療依存——日本人はなぜこんなに検査・検診が好きなのか

医者には怪我や病気の人を救うという使命があります。目の前にいのちの危機を迎えている人がいたら、たとえ「何もしてくれるな」と言われても、「治さなければいけない」と思って延命治療を行わずにはいられません。

しかしそれがために、「その医療を行うことはその人にとってどういう意味をもつのか」「何のための医療なのか」ということが見失われがちになります。

その結果として、本人が望まない医療、あるいはそういうかたちでいのちが救われたことが幸せかどうか疑問な医療、必要以上の過度の医療などが施されることになります。

また、現代医療の進歩は目覚ましいものがあり、かつては治せなかったさまざまな病気がどんどん治せるようになっています。そのせいか、いつのまにか、科学というものを、医療というものを、われわれは過信しすぎるようになってしまいました。こんなに医療が進んでいるのだから、治るのが当然という気になっているのです。

日本人がいかに医療依存体質になっているか、それがよく表れているのが、検査や検診です。

日本の病院では、何かというと「では検査をしましょう」と言います。どこかが悪いといって受診するとまず検査、検査で病気が見つかると、もっとよく調べるために再検査です。とくに問題がなかった場合には、医師が優しい口調で言います。

「この程度で済んでよかったですね。ちょうどよい機会ですから、この際、他も検査をしておきましょうか」

ああなんと親切な先生かと、「はい、お願いします」となります。

もちろん、なかには必要な検査もありますが、無駄に行われている検査が相当あります。その検査の意味、放射線照射の影響、検査の費用対効果などをほとんど考えていないのです。まるで検査することが無条件の善と言わんばかりです。

実際には高い費用がかかっているのですが、個人負担が少ないため、自分が国家の医療費を無駄遣いしているという自覚が国民一人ひとりにありません。もしあれを全額自己負担でお願いします、ということになったら、検査は相当減ることでしょう。

先日もある病院の待合室で、七〇代の男性がＭＲＩ検査に先立って注意書きの説明をする看護師さんに言っていました。

「俺は何度もこの検査を受けているんだ。常連なんだから、そんなことはわかってるよ」

自慢げでした。典型的な医療費無駄遣い老人です。「趣味は検診」のタイプです。彼はこれまでにさぞかしふんだんにレントゲンを浴びてきたことでしょう。それを自慢しているとは、これもまた倒錯です。

日本人ほど病気探しの好きな国民はいないと思います。

そして、検査の結果がよいと、安心して調子に乗ってまた飽食します。ちょっと数値がよくなかったりすると、「数値が高いんだって。食いたいものが食えなくて、困っちゃうよ」と検査の結果を酒の肴にする。おかしな国です。

結局は個人の意識が変わらなければ、何も変わりません。

日本の病院の待合室には各種の検査のポスターが貼られています。

「あなたの血管は大丈夫ですか?
動脈硬化、脳梗塞、心筋梗塞、閉塞性動脈硬化症」

人間、歳を取れば誰しも血管は傷んできます。それが動脈硬化です。経年変化です。

検診の費用対効果についての研究論文は、欧米にはたくさんありますが、日本にはほとんど見当たりません。たとえば腹部大動脈瘤は直径が六センチを超えるものは破裂の危険が高いので、超音波装置での検診は大いに役に立つと考えますが、欧米の論文は費用対効果の面から否定的です。メタボ検診により動脈硬化や糖尿病、心臓疾患が減ると考えていますが、それは実証されているのでしょうか。

しかもその上、このまま見逃すわけにはいかないと老衰の最終章の人に医療をすると、それがかえって人生の最期を惨めなものにしかねないのです。

病気を見つけてどうするつもりだ？

検査・検診大国ニッポンでは、介護施設にいる平均年齢九〇歳になろうという認知症高齢者に、胸のレントゲン写真を撮らせ、血液検査をすることを半ば義務づけています。結核を見逃さないためといわれています。

検査専門の業者は、どこかの医療機関でお払い箱になったような古い器械を持ってきて、撮影します。写っているのは、アマゾン川のような大動脈の石灰化の画像で、とても結核の微細な病変などが見られる代物ではありません。

そして、コンピュータで出した、判で押したような検査結果を送ってきます。

「貧血です。アルブミンが少ないです。病院へ行って調べてもらってください」

これを見たご家族から、次々と問い合わせが来ます。

「病院に行かせなくてよいでしょうか」

私は答えています。

「九〇歳の老人が、四〇代の成人と同じ値だったらそのほうが異常でしょう」異常値が出るのがわかっているのに、検査を義務づけているのです。

検査をする以上は結果を評価する基準が必要です。しかし高齢者の基準というのはまだ作られていません。それなのに、健康な成人の値を基準に、「異常がある」とするのです。

ここでも検査の意味が考えられていません。無駄に医療費を浪費しているだけです。方法があるならしておこうというだけです。

九〇歳の認知症の人の身体からわざわざ病気を見つけ出して、どうしようというのでしょう。本人は何もわからないのです。点滴をされるだけでも恐怖を感じている人をさらなる恐怖に陥れて、その病気を治すことが必要なのでしょうか。

検査をしなければいけない決まりになっているから、やっているだけ。やらずに問題が起きたときにみんなが責任を負いたくないからやっているだけ。無駄金を使っているとしか言えません。

その医療にはどんな意味があるのか

高齢者のがんも、動脈硬化も、原因は老化です。

まだ人生の先があるなら、病を成敗して一回しかない人生の先へ行きましょう。簡単にあきらめるべきではありません。それがその人の人生にとって意味のあるものならば、医療費がかかってもやればいいのです。

しかし、〝生ける屍〟のようになっている人のいのちを、ただもう少し引き延ばすものだとしたら、それにはどんな意味があるというのでしょう。

ましてや、それが本人を楽にしているならまだしも、かえって苦しめているのに、なぜやるのですか。

胃ろうにしても、胃ろうという医療技術が間違っているわけではありません。間違っているのはその使い方です。

脳梗塞が起きて意識がない、手足が動かない、しかしＭＲＩ検査の結果は、中大脳動脈の枝の一本が詰まっただけだ。胃ろうをつけて栄養を入れ、体力を回復してしっかりリハビリにはげめば、多少の麻痺は残るかもしれないが、人生まだ先に行ける。——それでしたら、胃ろうをつけてチャレンジするのは意味のあることです。

しかしそれを、寝たきりで意識もない人に、本人の意思があったわけではないのに、ただただやりつづけるのは疑問です。

ちなみに、胃ろうでただ生きるのに、一人当たり年間約五〇〇万円かかります。日本にまだ二〇万人の方に胃ろうがつけられてただ寝ているだけだとすると、毎年一兆円の医療費がそのためにかかっている計算になります。

同じように本人の意思を無視して押し付けられている医療に、人工透析があります。「もういい、これ以上こんなことを続けて生きていたくない」と本人が言っていたとしても、その切なる願いは無視されて、人工透析が続けられます。その場合にかかる費用も、同じく一人当たり年間五〇〇万円といわれています。

四〇年ほど前、〝鉄の女〟といわれたイギリスのサッチャー首相は、人工透析について、「六五歳以上の人は、やるなら自費でやりなさい」と言いました。

それは冷たい政治判断だったでしょうか。私は冷静でまっとうな考え方だったと思います。

老衰は治せない、老いも死も止められない

老衰自体は「治せない」ということも考えておく必要があります。**医学が進んで治せる病気が増え、寿命は延びましたが、老衰は治せません。さらにいえば、老いも死も止められません。**

どこまで医療に頼るか、そこに節度が求められています。日本の老人医療、終末期医療は、明らかに曲がり角に来ています。国の施策、医療や介護の制度上にも問題は多々あります。しかし同時に、われわれ一人ひとりの意識変革が必要です。日本人は、「老い」とその先にある「死」についてもっとしっかり考え直さなければなりません。

パラダイムシフトをしなくてはならないのです。

医学は、いまはまだ治すことのできない病気・疾患のために、最先端、最新鋭

の技術に挑み続けることも重要です。

しかしその一方で、われわれ人間はあくまでも自然の一部であることをしっかりと意識し、自然の摂理のなかでいのちと向き合う姿勢を失ってはいけません。どんなに素晴らしい医療ができても、生き物としての生命力を失うときがいずれ訪れ、人は死にます。

私たちの国は、世界に先駆けて超高齢社会に突入しています。高齢者医療、介護問題の先には、高齢者多死社会が待っています。

いかにして納得できる〝よき死〟を迎えるか。

もはや治すことだけを考えるのではなく、死を見据えないといけない。死という問題から、目を背けていては駄目です。これは、医療を受ける立場も、医療を実践する立場も、ともに心がけなくてはならないことです。終末期医療の抱えている矛盾、倒錯をしっかり見据え、日本の高齢者がもっと幸せな死を迎えられるように、家族も納得のいくかたちで見送れるようにしていかなくてはなりません。

第4章

いま必要なのは、「老い」と「死」を受け入れる姿勢

死をタブー視し、嫌ってきた社会

戦後すぐのころには、日本人の平均寿命は五〇歳そこそこでした。食糧事情がよくなり、衛生環境がよくなりました。経済が潤い、生活が向上しました。科学技術の発達は目覚ましいものがあり、医学も急速に進歩しました。国民皆保険制という医療制度に支えられ、医療の恩恵を享受しました。日本人の寿命はぐんぐんと延び、いまや男性八〇・五〇歳、女性八六・八三歳（二〇一四年）という長寿国になりました。

人々は、生きることばかりを考えるようになりました。死を嫌い、遠ざけようとしました。

死なないために病院に行きます。病院は、病気や死と闘うための場所、そこでの死は残念な敗北です。

そういう場所で最期を迎えることになる人が増え、死はどんどん嫌なもの、来てほしくないもの、考えたくないものになっていきました。

誰もがいつかは必ず死ぬ定めなのに、死から目を背け、日常から遠ざけようとするようになってしまいました。

死を、いつか必ず来るもの、自然なものとして考えることをしなくなり、死に対する覚悟をしなくなりました。

死と向き合うこと、いのちの本質的な問題と向き合うことを避ける社会になったことが、私たちを幸せに死ねなくしてしまいました。

死と向き合わないことは幸せだったか

死のタブー化の顕著な例に、がん患者さんの告知問題があります。

現在では告知がかなり行われるようになりましたが、私が外科医になったころの日本の医療の考え方は、この身体に取り憑いたゾンビのような病気のことを、いかに「死につながるものではない」ように患者さんに伝えるかということに一生懸命になっていました。

がんが見つかると、「悪性のものではないけれど、早く取ってしまったほうがいい」と言って手術をします。

「うまく取れましたよ。よかったですね」ということで退院されます。

しかし、早い場合は一、二年で再発されてまた入院されます。

家族には厳しい事態が来ることを話して予防線を張っても、ご本人には告知しないかたち、医者と家族が一緒になって本人に隠していたことが多かったのです。

患者さんを死の不安に陥れてはいけない、という思いから、いずれ治るように言う。医者と家族が一緒になって本人を騙す。しかし患者さんを悲痛な気持ちにさせるときはいつか必ず来るのです。それをできるだけ先延ばししようとし、みんなで死を意識しないようにすることは、とてもうしろめたい感覚がありました。

私の本心としては、はっきりと事実を本人に告げ、「一緒にこの病気と闘っていきましょう」と言ってしまいたかったのですが、あのころは実際にそれができる人のほうが少なかったのです。

ご兄弟ともにお坊さんという方がおられました。お兄さんと私は以前からの知り合いでした。そのお兄さんの紹介で、胃がんになられた弟さんの手術をすることになりました。けれども、お兄さんの意見で、弟さんには告知しませんでした。弟さんはその後元気になられて、幸い再発もなかったので、告知しなかったことがその後に影響することはありませんでした。

ところが、今度はお兄さんに胃がんが見つかりました。私は、お兄さんの手術も担当することになりました。お兄さんは、二年後に再発して、また入院してこられました。

お兄さんは、弟さんのときに私たちがどういう対応をしたかをご存知なので、自分の置かれた状況に気づいておられるのではないかと私は思いました。正直に本音で話し合うべきではないかと私は考えました。ましてや相手は宗教家です。病室に行くたびに話したいと思ったのですが、結局、私は告知できませんでした。

その方の周囲も、ご本人自身も、死を否定していることがはっきりと窺われて、私は言い出す勇気がもてなかったのです。しかし、あのとき、正面からその方の死と向き合えなかったことが、心の中でずっと気になり続けていました。

その方の人生です。しかも宗教家だったのです。自分の人生の幕の下ろし方についてきちんと考える時間を差し上げたほうが幸せだったのではないかという気持ちは、いまだにあります。

もしもあの時、お兄さんと突っ込んだ話ができていれば、宗教家としての死生観を聞けたのではないかと私は残念に思います。しかしそれはこちらの利己的な思いであって、お兄さんにとっては自分自身のことです。宗教家としては、すっかり超越されていたのかもしれないとも思います。でも、いえ、ですからかえって、聞けなかったことが残念でなりません。

父との約束を守れなかった悔恨

同様に悔恨の念があるのが、私の父の最期のことです。

父が八〇歳近くになったころのこと、私は父から言い渡されました。

「俺は糖尿病だ。いずれ心筋梗塞か脳梗塞で倒れるだろう。〝よいよい〟（意思表示ができないような状況）になったら、おまえ、俺によけいなことをするんじゃないぞ」

私は約束させられました。

数年後、父は脳梗塞で倒れました。連絡を受けて急いで帰ると、父は苦しそうにあえいでいました。呼びかけても応答はありません。母が言いました。

「呼吸が苦しそうで気の毒でたまらない。医者なんだから、お父さんをなんとか楽にしてあげて」

姉からもせがまれました。

父の容態を診た私は、医者として家族として「よかれ」という気持ちで父の気管切開をしました。呼吸が楽にできるようになったので、母も姉もほっとしたようでした。

苦痛は除かねばなりません。しかし結局、父は意識が戻ることなく、経鼻胃管で栄養を補給されて六ヵ月後に息を引き取りました。呼吸が苦しそうだから苦しんでいると思ったのはこちらの思いであって、父は夢の中だったのかもしれません。

父のことを考えるたび、私は父の意思に背いた行為をしてしまったことを思い、胸に悔恨の念が渦巻きます。子どものころから、私はいつも父の言うことを素直に聞く息子でした。だからこそ、父は私に言い残したのではなかったか。その私が最後にやったことは、父の意思に背くことだったのです。

あのときの自分が許せないという気持ちが、いつまでも重くのしかかっています。親父との〝男と男の約束〟を破ってしまったことが、ずっと呵責として心にあります。人生の意味を考えれば考えるほど、その約束の重さを感じるのです。

「苦しそうな様子を見過ごすわけにはいかなかった。あれは医者として当然の処置だった」

「おふくろや姉貴にあんなに泣きつかれたら、何もしないわけにはいかなかった」

約束を破った言い訳はいくらでもできます。しかし実際には、そこで家族の情から脱して、理性のもとに母や姉を説得することができなかったのです。

「親父は、『よけいなことをするな』と言った。それが親父の意思なのだから、本人の意思を尊重しよう」

そう言いきることができなかったのです。私自身、父がこのまま死んでしまうことを受け入れることができていなかったからかもしれません。

それでいのちの終わりを引き延ばしてしまったのです。

はっきりしていることは、「親父のためにどうしたらいいか」を考えていたのではなく、残された家族の気持ちのために行ったということです。

「いのちは大切なもの」と考えすぎるな

私自身の反省も踏まえて、思います。

家族や周りの関係者は、そのときの情に流されずに、その人の人生を、その人の生き方を、尊重すべきではないでしょうか。誰の人生なのか、ということです。

「いのちは地球よりも重い」「いのちより大切なものはない」とよく言います。**確かにいのちは大切です。しかし、いのちは大切なものと考えすぎないことです。いのちの長さを延ばすことにこだわりすぎないことです。**

「いのちより大切なものはない」という考えにとらわれてしまうと、理性と感情の対立に振り回されます。当人不在の判断がなされます。

どんないのちも、いつか必ず尽きるのです。

死を否定していたのでは、幸せな死を迎えることはできません。

生と死は対立するものでなく、一筋の流れのなかにあるものなのですから。

死を怖れて目を背け、考えないようにしていると、いざというときが来たときに怯えます。

心の準備をしていなくて、ただ「来てほしくないものが来た」と思っていると、うろたえます。

死ぬことは生き物の必然なのだ、自然の摂理なのだ、自然にまかせれば自然の「恩寵」にあずかれるのだ、と思えれば、怖くありません。

心の持ち方により人間としての生き方がまるで違ってきます。

一回しかない自分の人生がいずれ終わることを意識して、残された日々を楽しみ、最期にこれでよかったと思えることが、本当に生きていることになるのではないでしょうか。

このことを納得して、無理に延命治療にこだわらなければ、穏やかに最期を迎えることができるのです。

大切なのはどう生きるかです。いまを大切に生きればよいだけなのです。

老いとは、安らかに逝くための自然からのギフトである

人生、一寸先は闇と言いますが、明日何が起こるかは誰にもわかりません。

生老病死、まさに四苦です。何が起きるかわからない、楽ではない人生を生きて、まだ時間はあると思っていたのにあっという間に老いて、その間に思わぬ病で苦労をして、結局お終いのときが来ます。

医学は病気を治し、いのちの危機を救うための科学です。

老いや死には通用しません。

最近はアンチエイジングと称したものがたくさん開発されていますが、懸命に若さの引き延ばしを図っているだけであって、老いも死もない世界に連れていってくれるわけではありません。

みんな、医学がわれわれを死から救ってくれるような錯覚に陥っていますが、

医療は先のある人を救うもの、老衰で死に向かう者が医療にしがみつくと、むしろつらい思いをするのです。

人間の脳がどんなに発達し、素晴らしい創造性を発揮するようになったといっても、結局は自然の一部にすぎません。その自然界の掟、自然の理に抗うようなことをしても、いいことは起きないのです。

老衰には、部品修理をするような医療は役に立ちません。これまで、さんざん自然の摂理に挑戦してきた私のような人間が、それに気づいたのです。最期はよけいな医療を施さず、自然にまかせていのちを閉じることがいちばん幸せで穏やかなことだと知ったのです。


老いや死を嫌う現代人は、老衰という言葉も好きではありません。

「これは病気ではありません。老いですよ」と言うと、怒る人がいます。老衰ではなく、何か病名がついていたほうが安心するのです。

要するに、老いることを嫌っている、否定しているのだと思います。

しかし、病気でいのちを奪われるのではなく、老衰を迎えられたということは寿命まで生きたということです。老衰で死ぬというのは、まさに天寿を全うしたということ。ですから、老衰で死ねたというのは、幸せなことなのです。

自然の摂理にまかせれば、老衰の最期は苦しまないということに気づいてから、私は思うようになりました。老衰とは老いの果てです。すなわち、老いというのは、安らかに逝くための自然からのギフトなのではないか、と。

生き物としての自然な最期を迎えれば、苦しまずに、眠って眠って夢見心地の中でいのちを閉じるのですから、怖いこともありません。

どうせいつかは死ぬのですから、それまでどう楽しく生きるか、そこに焦点を当てればいいわけです。

そう考えると、老いを生きるということがとても楽しくなりました。

死を受け入れる覚悟

八九歳になる佐々木さん（仮名）は、老衰の階段をゆるやかに降りていました。

ご主人が一二年前に他界、一〇年前にアルツハイマー病を発症し、六〇代になる息子さんが介護をしていました。少しずつ要介護度が上がっていくなか、転んで右脚の大腿骨頸部を骨折、骨頭置換術を受けました。五年前にホームに入所、いまは要介護度5で、歩くことはもちろんできず、ほぼ寝たきりです。

食事は全介助で、それも摂取量が極度に減ってきて、体重も減っていました。

息子さんに「お母さんも最期が近い、覚悟しておきなさいよ」と伝えて、そのときが来たらホームで看取りすることを相談していました。

そんな矢先です、佐々木さんの体調に異変が生じました。朝食を嘔吐したのです。熱は37・8度、脈拍数は毎分108、ただぐったりとしていますが、呼吸は穏やか、腹部平坦です。

しかし、私は右手の脱力に気づきました。右脚は神経の異状を示すバビンスキー反射が陽性です。つむっている目を開けてみると、両眼が同じ方向を向いたままである共同偏視が確認できました。左の脳に異変が起きたことは明らかです。脳梗塞だと思われます。こういう場合、通常でしたら即刻、救急車を呼んで緊急入院になります。しかし、それがはたして佐々木さんのためにいいことなのか、考えました。まさに終末期の医療の意味を考えたのです。

私は病院の神経科医に電話をして状況を説明して相談をしたうえで、息子さんに連絡しました。結局、その日はそのままホームで様子を見ることにしました。

翌朝、息子さんも付き添って病院に連れて行きました。積極的治療の適応ではないという医師の判断のもと、入院しないで帰ってきました。もうここでよけいなことはせずに、状況を見守りながら、そっと静かに逝かせてあげましょう、ということです。

息子さんは、お母さんの緩やかな下り坂の様子をよくわかっていました。ここ数年の間に徐々に覚悟ができていたのでしょう。

一日禁食にして、翌日からゆっくり水分摂取を始めました。その後二、三日少しだけ食べましたが、四日目からほとんど反応がなくなり、一週間目に家族に看取られて静かに一生を終えました。

覚悟というと、意を決して心を決めるようなイメージがあるかもしれませんが、親の死という問題を一気に受けとめることのできる人はいません。しかし、人生の下り坂のなかで、認知症を受け入れる、老いを受け入れる、目の前の現実を一つひとつ受け入れているうちに、納得できるようになっていくのです。

遠くに離れて暮らしていて、異変を聞いてやってきた人が、状況を受け入れられずに動揺し、「どうして病院に連れて行かないんだ」と息巻くのは、老いの下り坂のプロセスを見ていないからです。受け入れる時間をかけていないからです。

老いも死も、素直に受け入れられるようになるには、「時」が必要です。

第5章

「その人らしさ」を尊重したケアで人生をハッピーエンドにする

高齢者に必要なのは、医療よりも質のよいケア

一〇年にわたって特養で高齢者の方たちと間近に接してきて思うのは、必要なのはもはやキュアではない、ということです。

求められているのは、質のよいケアなのです。

老衰が進むと、生活のあらゆる面で支援・介助を必要とします。そういった生活のお世話をすることですが、その中でも大事なのが心のお世話、心を支えることなのです。

認知症になったら意思の疎通が図れないのに、なぜ心を支える必要があるのかと思われるかもしれませんが、認知症になっても、その人がその人であることは変わりません。夢の中に暮らし、神さまと語るような言葉を口にしていても、皆さん、誇りを持った一人の人間です。自分がないがしろにされていると感じると、

傷つきます。

認知症高齢者のお世話に長けている看護師や介護士は、そのあたりがじつにうまいのです。私はホームの職員たちの言動から、たくさんのことを教えてもらっています。みんな、人生の最終章にあるお年寄りたちをいきいきとさせることができるのです。

その姿を見ると、私は「この人はここに来られて本当に幸せだったなあ」と思うのです。人生の最終章でいきいきと輝ける時間をもてた人は、心に満足感をもっていのちを閉じていくことができると思うからです。

二例ほど紹介しましょう。

食いしん坊ジョウさんのハッピーエンド

七四歳のときにアルツハイマーを発症したジョウスケさん、芦花ホームでの愛称は〝食いしん坊ジョウさん〟でした。

とにかく食べることが大好きで、他の人の食事まで食べてしまったり、食べ物以外のものまでパクパクとおいしそうに食べてしまったりと、食べることにまつわるエピソードに事欠かなかったのです。

そのジョウさんも九四歳になり、嚥下機能が衰えて誤嚥性肺炎を起こすようになりました。

病院でお約束どおりに胃ろうを勧められましたが、奥さんは「食べることが大好きな人ですから、食べられなくなったら何のために生きているかわからなくなってしまいます」と言って断りました。

病院の医師は「それで肺炎になって死んでしまうようなことになったら、保護責任者遺棄致死罪に問われますよ」とか、「もう口から食べられないのですから、経管栄養を拒否したら餓死してしまいますよ」と執拗でしたが、奥さんの気持ちを汲んだわれわれスタッフが協力して助け船を出し、ジョウさんは胃ろうをしないまま退院して帰ってくることになりました。

ところが、帰ってきてから二日経ち、三日経っても、何も食べようとしてくれません。いま考えると、病院に入院していた間は中心静脈栄養で高カロリー輸液がたっぷり入れられていたので、お腹が空いていなかったのでしょう。しかし、特養に帰ったら中心静脈栄養はもう続けられません。「ジョウさん、食べてくれよ」という気持ちでヒヤヒヤしながら経過を見守っていました。

四日目の朝、ようやく口を開け、ゼリー食を少し食べだしました。みんなほっとしました。

するとそのときに奥さんが、「うな重が大好きだったんですよ」とつぶやきました。

この一言を聞きつけた介護主任が中心になって「よし、それならジョウさんにうな重を食べさせてあげよう」ということになりました。

食べやすいように、うなぎの蒲焼きは包丁で細かく刻まれ、ご飯もペースト状にされ、再びうな重のような格好に盛り付けてジョウさんの前に出されました。

するとジョウさん、食べました、食べました。とても喜んで完食です。〝食いしん坊ジョウさん〟の本領発揮でした。

その後何回も、この特製うな重がジョウさんのために用意されました。ジョウさんがまた誤嚥性肺炎を起こすことはありませんでした。元気になりました。

しかしそれから二ヵ月後、ジョウさんはもううなぎも食べなくなり、とろとろと眠りはじめました。そろそろそのときが近づいてきた合図です。

そんなころのことです。介護・看護の職員たちの発案で、奥さんから日付を聞き出し、ジョウさんと奥さんの結婚記念日のサプライズ・イベントを企画しました。奥さんが朝来る前に部屋に飾りつけがされました。そして、介護士、看護師、入所者の方も混じって十数人で『てんとう虫のサンバ』を歌って、二人の五七回目の結婚記念日を祝ったのです。

その二日後、ジョウさんは静かに逝きました。

ジョウさんの気持ちをよく理解していて、彼らしさを全うするための決断をされた奥さん、ジョウさんのキャラクターを愛して寄り添ったスタッフたちにより、認知症高齢者である一人の男性の人生のラストは、とても明るく和やかなものになりました。

ジョウさんの最期は、まちがいなくハッピーエンドでした。

認知症が進んでも、人は人生をハッピーエンドにすることができるのです。

胃ろう六年、願いが通じて奇跡が起きた

オガタさん（仮名）は元官僚だったそうです。六〇代のときに脳出血を起こし、有料老人ホームに入所しました。その後肺炎を繰り返して病院で胃ろうをつけられました。三年ほど前に芦花ホームに来ましたが、私より年下の入所者でした。

ご家族の話では、胃ろうをつけられて六年になるといいます。寝返りも打てません、何も言いません。どこまで何がわかっているのか、みんなよくわかっていませんでした。ただ娘さんは、「目が動いているように見える。お父さんはまだわかっている」という希望を捨てていませんでした。

たしかに、褥瘡（床ずれ）にならないようにするための体位変換のときや、経管栄養剤を時間ごとに胃ろうから入れる際、声かけに対してときおり目で追うような素振りがあり、娘さんの言うように、何か考えているかもしれないと思うことがありました。

ある朝、ベテランの看護師がオガタさんの指が何かを指しているようだということに気づきました。

その方向には棚があります。その棚の上のほうに、小さな缶ビールが置かれていました。それは「ビールの好きだったお父さんがまた飲めますように」という願いを込めて、娘さんが置いてあったものでした。

「あのビールが飲みたいのではないかと思うんですが、飲ませてあげてもいいでしょうか」

看護師が尋ねてきたので、私は言いました。

「本人が望んでいるなら、飲ませてあげようじゃないか。危ないと思ったらドクターストップをかけるよ」

聞いていた理学療法士が言いました。

「私が誤嚥しないような姿勢で座らせましょう」

相談員は娘さんに電話しました。

娘さんは言いました、「ぜひお願いします」。

どこからか冷えた缶ビールが出てきました。久しぶりのビールなのだから、せっかくなら冷えたものを飲ませてあげたいと、同じものを買ってきて冷やしておいたようです。

誤嚥を避けるために、しっかりと背中を立てて車椅子に座ってもらいました。介護士が、ビールのふたを開けて手渡しました。

するとオガタさんは、それをしっかりつかんでじっと見つめると、ゆっくり自分の口に運んで、ゴクッ、ゴクッと飲んだのです。

むせることもありませんでした。

途中、自分がいま口にしたビールの缶をじっと見つめたときの力のある目つきを、私たちは忘れることができません。ぼうっと横たわっているときとは、まったく別人でした。

ビールが飲みたかったのです。六年間ずーっと飲みたかったのです。おいしくもない、味もそっけもない宇宙食のような経管栄養で生かされることにうんざりしていたのです。

そのときのビールはどれほどおいしかったことでしょうか。

オガタさんは三ヵ月後に、静かに旅立たれました。

娘さんにとって、お父さんがビールを飲んだあの日のことは忘れられない大切な思い出になったそうです。娘さんの願いがお父さんに届き、お父さんの六年ぶりの念願がかなった瞬間でした。

理学療法士がこのときの一部始終をカメラでビデオ撮影していたので、それを国立長寿医療研究センター研究所長だった鈴木隆雄先生にお会いしたときにお見せしました。すると、こう言われました。

「医者にはまだまだわかっていないことがいっぱいありますね」

その人にとっての幸せとは何か

このようなその人自身の好きなものや価値観を尊重したケアというのは、どこの施設でも在宅介護でもできることだと思います。

それには、まず老いの衰えや認知症の進捗というものを認めることです。受け入れることです。

そして、できないことは増えたけれども、何か別の夢の世界で生きているようだけれども、その人であることは変わりないという意識で、相手の人格を尊重して接することです。認知症の人にも昔の体験は刻まれています。

残りわずかになったその人の人生で、何をしたら喜んでもらえるか、どうしたらいのちを輝かせてもらえるか、ということを考えてみてください。

それは好物を食べることかもしれません。

好きだった場所に行くことかもしれません。

好きな音楽を聴くことかもしれません。

お化粧をし、おしゃれをして、きれいな自分を確認することかもしれません。

家族に囲まれることかもしれません。


本人が喜んだり楽しんだりしてくれた瞬間があれば、家族も最期のときを納得して見送ることができます。

生きている時間をただただ引き延ばそうとは思わなくなります。

老いていろいろなことができなくなっても、認知症になって家族のことも自分のこともわからなくなっても、不幸で悲惨なことではありません。気持ちに寄り添った介護、そして看取りをすることで、その人の人生をハッピーエンドにできるのです。

老人医療にもっと緩和ケア的発想を

ホスピスケア（緩和ケア）は、がんなどの病気で終末期を迎えた人が、もはや治療を求めるのではなく、苦痛の緩和をしながら最期の時間を過ごすためのケアのことです。

私は、この緩和ケアの発想が、もっと高齢者ケアにも広まるといいと考えています。老衰は治せないのです。あとはいかにして苦しみのない時間を過ごすかに焦点を当てるべきだからです。

そもそもホスピスは、病院ではもう治療の術がないとされた患者さんたちの苦しみを緩和するために生まれたものです。病院では治せない、癒せない人のための場です。

ホスピスケアの創始者、シシリー・ソンダース医師は、穏やかな死を迎えるために必要なこととして、五つの要素を挙げました。

①一人の人格として尊重する
②苦しみを和らげる
③不必要、不適当な検査や治療をしない
④家族のケア、死別の苦しみを支える
⑤チームワークの重要性

いずれも高齢者の介護の現場にこれからどんどん求められるようになることです。具体的にはどういうことか、説明していきましょう。

一番目の「一人の人格として尊重する」、これは大事です。

介護を必要とする高齢者、とりわけ認知症高齢者は、尊厳を無視されやすい存在です。「どうせ何もわかっていないんだろう」とばかりに、ぞんざいな扱いをされやすいからです。しかしけっしてそんなことはなく、皆さん誇りがあります。敏感に感じ取っています。

大切なことは、お互いに同じ人間であることを認め合うこと、人格ある一人の人間として接することです。

たとえば、私の毎朝の仕事は、一〇〇人いる入所者の方のところをまわって、朝の挨拶をすることです。医療者として、一人ひとりの顔色や様子を見て体調に異変がないかどうかをチェックしている、といえば聞こえはいいでしょうが、そんなつもりでやっていません。

「お互いに今日も無事に朝を迎えられてよかったね」という気持ちで、人間同士として朝の挨拶をしているだけです。

入所者の方たちと私は、歳もあまり変わりません。なかには私より年下の方もいます。お互いに耳も少々遠くなっているので、大きな声で、身体全体を使って、派手に、明るく、調子よく、「おはよう」と声をかけます。

昔、深川の芸者さんだったお婆さんは愛想がよく、朝の挨拶も上手でした。手を挙げてほがらかに「先生、いい天気ね！」と毎朝言ってくれました。

私も笑顔で、大きな声を出して「いい天気ですね！」と言いました。外は雨が降っていても、おかまいなしです。

「何言っているんですか、今日は雨が降っているじゃないですか」なんて言おうものなら、せっかくの明るい気分は吹っ飛んでしまいます。人間にとっていちばん傷つくことは誇りを失うことです。実際の天気なんかどうでもよいのです。お互いに気持ちよく、人として朝の挨拶を交わすことのほうが大切です。

食べる楽しみを奪うことも、尊厳を損なうことにつながることです。

二番目の「苦しみを和らげる」。老いは安らかに逝くための自然からのギフトだという話をしましたが、老衰の人は激しい痛みや苦しみを感じなくなっています。ですから疼痛管理をするようなことはあまり必要がありません。

医療よりは、まさにケアの質が大事です。寝たきりの人が褥瘡にならないよう、体位変換をする。経管栄養の人が溺れてしまうことがないよう、栄養を入れる量を加減する。本人が苦痛を訴えることができないだけに、ケアする側の配慮が必要になります。

三番目の「不必要、不適当な検査や治療をしない」。よけいな医療を施さないということです。

認知症で夢現の日々を生きている九〇歳の方に、CTやMRIの検査を受けさせ、がんだとわかったらどうだというのでしょうか。麻酔をかけて手術したり、副作用で苦しむことがわかっている抗がん剤を投与したりする必要はないわけです。

もちろん、ご本人が矍鑠としていて、自分で「検査でも手術でも受ける」と言っているのなら、やればいいのです。しかし自分で意思表示のできなくなった人に、家族が医療を強いることはやるべきではないのです。

脳梗塞なども、程度はピンキリなのです。飛んだ血栓の大きさや飛んだ場所によって、すぐに医療を受けたほうがいい場合もありますが、軽度なもので、数日以内にだんだん麻痺の程度が軽くなって収まる場合もあります。

人生の最終章でほとんど意識のない人に起こった脳梗塞は、もう治療の対象ではありません。何でもかんでも薬を使って血栓を溶かす治療をする必要はないのです。

そういうことを見極めないといけません。


四番目の「家族のケア、死別の苦しみを支える」や、五番目の「チームワークの重要性」というのは、まさにわれわれがやっていることです。

介護施設は、人生の最終章を迎えている人たちの心を支え、さらにはそのご家族の心を支える場という役目を担っています。そこで、それぞれ専門のスキルをもったスタッフたちが連携しながら協働して、人生の最終章の時間の生活の質、QOL（Quolity of Life）を上げ、幸せなエンディングに向けてお手伝いしているのです。それはやはり、チームだからこそできることです。

どういう介護施設を選んだらいいのかと迷ったら、この五つの要素を充たしているところ、緩和ケア的な高齢者介護を実践できているところがいいと思います。

人として、質のよい暮らしを最期まで送れることが、死の質、QOD（Quolity of Death）を高めることになっていきます。

かけがえのないいのちとは、かけがえのない時間を積み重ねていくことではないでしょうか。

最期までどう生きるか、それが大切なのです。

第6章

「最善」の医療とは何か

原爆の記憶

私は昭和一〇（一九三五）年生まれです。戦争が終わったのは、一〇歳、国民学校四年生のときでした。八月を迎えると、いまもあの日のことを思い出します。昭和二〇年八月六日午前八時一五分、暑い夏の朝、私たちが目にしたのは虹色のキノコ雲でした。

私が生まれ育った広島県高田郡吉田町（現・安芸高田市）は、広島市から北に四〇キロほどのところにあります。その朝、私たちは国民学校の校庭にいました。夏休み返上でやっていたのは授業ではなく、草鞋（わらじ）編みでした。食料不足を解消するためには、畑を増やす必要があります。その開墾作業のときに履く草鞋を編んでいたのです。

脚を前に投げ出して座り、藁を縒り合わせて縄状にしたものを両足の親指に引っかけてこれを縦糸とし、もう一本の縄を横糸にしてぐらせ結びながら編み込んでいくのです。

校庭に座ってうつむいて作業をしていたとき、突然、強烈な光で目の前が真っ白になりました。何事かと思って顔を上げると、空は真っ白く、南の方向の空が赤みを帯びているように見えました。広島の方角です。その南の山の上に、大きな赤い火の球のようなものが消えていきました。

続いて激しい地響きがあり、校舎の窓ガラスが割れんばかりに揺れました。経験したことのない爆発のようでした。

頭の上を、北に向かってB29が一機、重い音を残して飛び去っていきました。間もなく広島の方角の山の上から白い雲が湧き上がり、どんどん上に延びてある高さから横に広がって、さらに一段上に延びてまた広がって、二段構えの巨大なキノコ雲になりました。それは白一色ではなく、全体が虹色を呈していたのです。

呆然と奇妙なキノコ雲を見ていた私たちに、先生の叱咤の声が飛びました。

「何をぼんやりしとるんか。はよう、防空壕に退避せい」

その声に、みんなはっと我に返りました。

防空壕といっても校舎の裏山に掘っておいたほら穴にすぎないのですが、遅ればせながらあわててその穴に身を潜めました。どれくらい穴にいたのか、ずいぶん長い時間が過ぎたように思いましたが、その後は何も起こりませんでした。


町は大騒動になっていました。広島市街がとんでもない状況になっているらしいことが伝わってきて、次々と負傷者が運ばれてきました。

私の家の向かいに、町で唯一の医療機関である病院がありましたが、そこはたちまち負傷者であふれ返りました。私の家は呉服屋をしており、古い商家造りの倣いで間口は狭いのですが奥に長く、部屋数がたくさんあったので、急遽、臨時の入院病棟として使ってもらうことになりました。

それからしばらくの間、家族の居間以外の使える部屋はすべて、広島市内から来た負傷した人たちの臥せるところとなりました。水ぶくれになり、むくんで、次々と亡くなっていきました。不幸な最期を迎えられた方たちの記憶が、いまも私の脳裏に焼き付いています。

国民学校の校舎も、負傷者の収容施設になりました。

そして、学校の裏山からたちのぼる煙が絶えませんでした。亡くなった方の臨時の火葬場となったのです。

「いのちの重さ」を考える

広島に続いて、長崎にも原爆が投下されました。非戦闘員である市井の人々を突然襲った惨劇により、多くの人のいのちが奪われました。

そして戦争は終わりました。

日中戦争から太平洋戦争までの日本人の戦死者は、軍人・軍属が二三〇万人、民間人が八〇万人、三一〇万人のいのちが無残に失われたとみられています。

戦争は、人間の狂気の所業です。

私は六人きょうだいで、一番上の兄は昭和二〇年四月にフィリピンで戦死しました。死を知らせる通知のあと、白木の箱が届きました。その中に入っていたのは石ころ一つ。遺品の一つも、遺髪の一本も還ってはきませんでした。

両親の深い嘆きを、末っ子である私は間近でじっと見ていました。父は、せめて供養だけはしっかりしてやりたいと、自分の郷里の出雲に兄のためにそれは立派な墓を建てました。

広島市内の女学校の生徒だった二番目の姉は、たまたま原爆の一週間前に吉田に疎開してきていたため、死を免れました。原爆の三日後から救援隊として広島に入りましたが、そこで目の当たりにしたのはどれだけ悲惨な光景だったでしょうか。

戦争の時代が終わり、日本は戦後復興の道を歩みはじめました。憲法で基本的人権が保障され、生存の権利をむやみに脅かされることはなくなりました。

昭和二三年、死刑の是非を論ずる最高裁の判決文の中で、「生命は尊貴である。一人の生命は、全地球よりも重い」という表現が使われました。

そして、戦後の日本社会には「人のいのちはかけがえのないもの、大切にされなければならない」「いのちは重い」という考え方が浸透していきます。

少し前まで「お国のために死ね」という方針だったのが、一転して「人のいのちはかけがえのないもの」と変わったわけです。いのちの価値の急転に、子どもながら戸惑った記憶があります。

医者の使命はいのちを救うこと

「医師の使命はいのちを救うことにある」

アリストテレスは言っています。

医者は患者さんの病気を治すため、いのちの危機を救うために、できる限りの手を尽くすことを教え込まれています。

「方法があるなら、やらなくてはいけない」

「救えるいのちは何としてでも救え」

私も医者の使命であるこの教えに忠実に従ってきました。

私は初め、消化器外科医としてスタートしました。

かつては不治の病の代表格だった結核に代わって、死の要因となる病気として増加したのが、悪性新生物（がん）であり、脳血管疾患であり、心疾患でした。

腹膜炎などの感染症との闘いは、勝ち戦続きでした。

しかし、がんとの闘いが多くなると、負け戦になることが増えました。がん細胞を一粒でも残すとそこから再発するからと、大きな網をかけて怪しいところを取り除こうとする拡大根治術を行うようになります。そうなると、バラバラになった血管をつながなければいけません。

がんが増えると同時に、動脈硬化との闘いも始まりました。日本にはまだ血管を扱う分野の技術が確立されていなかったので、それを学ぶために当時の西ドイツの病院に行きました。

帰国後は、血管外科医として、傷んだ血管を修理するようになりました。血管が詰まった場合に、これを直接通したり、バイパスを作ったりします。また、破れそうになった動脈瘤を、人工の血管で置き換え、破裂を防ぎます。

また、すでに危機が起きている人を救うだけでなく、脳梗塞の予防手術のような、今後発現する危険性が高い病気を未然に防ぐ手術も行うようになりました。

脳梗塞は人生をめちゃくちゃにします。それを防ぐことができれば、こんなに意味のある手術はありません。しかしこの手術は一つ間違えると、脳梗塞をまだ起こしていない人を脳梗塞にしかねないのです。その意味で大変なリスクの伴う手術です。それこそ手術を受ける方も手術をする方も大変な覚悟がいります。

人生途上の病というピンチを乗り越えるということは、大なり小なりそれなりの覚悟が必要なのです。その人の人生にとっての意味を選択することなのです。

生命線をこの手に握る

甲状腺がんで放射線治療を受けた女性患者さんの頸動脈が傷んで、動脈瘤ができました。そのままにしておいて頸動脈が破れてはたいへんなので、病変部分を人工血管に置き換える手術をすることになりました。

人間の急所である頸動脈です。一歩間違えば、その人の人生を台無しにしかねません。

手術前はつねに、手術の手順を何度もイメージし、斎戒沐浴（さいかいもくよく）して臨みます。

病変部分の切除は順調に進みました。人工血管の片方を正常な血管とつなぎ終える工程もうまくいきました。

人工血管の残ったもう片方と頸動脈をつなごうとした瞬間、鉗子で血流を止めていたところの血管が突然破れ、外れた動脈が胸骨の裏に入り込んでしまいました。私は咄嗟に指を胸骨の裏に突っ込みました。

幸いにも、私の指は外れた血管からの出血を奇跡的にも止めていました。心電図も変わりません。

麻酔医は事態を察して不意のことに備えてくれました。

私は第一助手に、胸骨を縦に切る指示を出しました。胸を開いて破れた血管の上流に鉗子をかけて、血流を止めるのです。

外れた血管を抑えている私の右手は次第にしびれて、感覚がなくなっていきます。しかし、外れた血管に再度鉗子をかけるまでは、どんなことがあっても血管から手を離すわけにはいかないのです。

助手が作業を進めやすいように適宜助言をしながら、冗談を言って緊迫したその場の緊張をほぐそうとしました。その実、誰よりも自分自身をいちばん落ち着かせようとしていたのかもしれません。

外れた動脈にやっと再び鉗子がかかり、安全な状態に復帰できました。

頸動脈の血流を遮断すると、ほんの短時間でも場合によっては意識が回復しないことがあります。患者さんが麻酔から醒めるまで気が抜けません。手術が終了しても、気を張った緊張状態は続いていました。

やがて、患者さんは麻酔から醒め、何事もなかったかのように意識を回復されたのです。

患者さんの生命線をまさにわが手でつかみ、危機一髪のところで救うことができました。

いのちは救えた、しかしあきらめてもらったことがある

消化器に送られた血液は、原則として一旦門脈を通って肝臓を通過して心臓に戻ります。肝臓に血液を運ぶ門脈が生まれつき狭く、消化管がうっ血して腸から出血を繰り返すという疾患をもった少女がいました。この分野にたいへん詳しい医長が担当している患者さんでした。

肝臓に向かう血液量を減らすために、脾臓の摘出手術も行われました。激しい出血はしなくなったものの、その後もたびたび少量の下血をして入院しました。

担当だった医長が定年退職された後を、私がまかされました。

ある年の元日のことです。正月休みを故郷の広島で過ごしていた私のもとに、また入院してきていた彼女が突然大量の下血をしたという知らせが入りました。

私は自分で車を運転して東京にとんぼ返りする道中、ずっと手術の方法を考えて

いました。

肝硬変のせいで、門脈の血流は渋滞を起こしています。どこかで門脈血を体循環に逃がすしかありません。

骨盤にある腸骨静脈は左右二本あり、相互の交流は自在です。極端な話、片方だけでも下半身からの静脈血はきちんと上に戻ってくることができます。そこで、左総腸骨静脈を中枢側で切り離して、右総大腿動脈の下を潜らせ、末梢の切り口を前方に立ち上げて、その前方に位置する上腸間膜静脈の側面につなげば、うっ血している門脈血を体循環に逃すことができる、私はそう考えました。

彼女の危機を救うには、血流の〝構造改革〟をするしかない、私は肚を決めました。

夕方、東京に帰りつき、夜七時から手術を始め、夜が開ける前に手術は終わりました。下血は完全に止まりました。

数年後、彼女は結婚しました。しばらくして、妊娠したとの報告がありました。妊娠・出産は母子ともに生命の危険を伴うことを、私は説明しました。

彼女も、いまでは初老というべき年齢になりました。いまも元気にしているそうでそれはたいへんうれしいことなのですが、お子さんはいないといいます。

私は、彼女のいのちを救うことはできました。しかし、母親になって次代にいのちをつなぐという希望を彼女から奪ってしまったのです。子どもを産むことをあきらめざるを得なかった彼女の気持ちを、あの当時の私はどこまで思いやることができていただろうか、と思います。

私は、外科医の立場としてつねに最善を目指して治療をしていました。しかし、患者さんの心を支えることを充分に考えていませんでした。それは患者さんにとって、どれほど不安で心細いことだったでしょう。

私がやっていたのは、患者さんにとって最善の医療といえたのでしょうか。

手術のリスク

多くの手術をしてきましたが、うまくいかなかった手術で、後味の悪い思いが残っているケースがあります。

八三歳になるその男性は、介護ヘルパーの人に車椅子を押してもらって外来に来ました。ご家族は一緒に来なかったのです。

脚の痛みを訴えられました。

脚は冷たくて脈が触れません。脚の付け根のところで動脈が詰まっていました。動脈硬化です。

「自分の足で歩けなくなっては、生きている甲斐がない。なんとか治してもらえないか」

男性はそう言われました。

詰まった動脈を通す手術法があると言うと、「ぜひその手術をしてください」

と言いました。

動脈硬化というのは症状が出ているところの血管だけに問題があるとは限りません。他の場所の血管も詰まったり狭くなっている可能性が高いのです。脚にいく血管に問題が起きているとしても、症状がたまたまそこに出ただけで、実際には心臓や脳の血管にも問題が起きていることが少なくありません。

リスクがあることを説明しました。それでもやりたい、と言います。

心臓や頸動脈などの検査をしたところ、とくに異常は見つからなかったので、手術をすることになりました。

ところが、手術が終わるころになって、突然、心電図が変化し、血圧が下がり、ショック状態に陥りました。重篤な心筋梗塞を起こしたのです。

集中治療室に移して救命のための治療を続け、その後、二日二晩、できる限りのことをしましたが、残念ながら亡くなられました。

これをご家族は受け入れられなかったのです。

「脚を治してもらう手術のはずなのに、突然、心臓に異常が起きたと言われても、納得できない」

ご遺族は訴えを起こされました。

医療には、大なり小なりリスクが伴います。患者さんはそのリスクを承知で、やるのかやらないのかを考えます。

このケースのいちばんの問題は、患者さん本人は、リスクを冒しても歩けるようになるための医療を求めていたのです。自由に歩けないのであれば、生きている価値がない、と思ったのです。一方、子どもさんは、お父さんにとにかく生きていてほしかったのです。

そこをきちんと話し合うことなく手術を受け、残念な結果になってしまったのです。

手術をしなければ、もうしばらく生きていられたかもしれません。

しかしそのときは、歩きたいという希望を捨てなければいけなかったでしょう。

あるいは、手術をしなくても、どこか別の部位に異変を起こしていたかもしれません。

まさに老衰に対する医療の意味を考えさせられる出来事でした。

誰のための医療なのか、何のための医療なのか

かつては、「方法があるならばやらなければいけない」と意気揚々と言っていた私も、多くの患者さんの生と死に直面して、次第に医療の意味をいろいろ考えるようになっていきました。

医者は、つねに最善の医療を目指そうとします。その「最善」とは、医者の立場から客観的に見て、現時点の技術でいちばん効果的だと考えられる治療法です。エビデンスに基づいて患者さんに勧めます。

では、患者さんにとって最善の医療とは何でしょうか。医療を受ける人がどういう生き方をしたいのかで違ってきます。これは主観的なものですから、医者の勧めたい医療と、患者さんの受けたい医療が食い違うこともあります。

また患者さん本人が受けたい医療と、家族が受けさせたい医療とが食い違うこ

とがあります。

人々の生き方が多様化しているいま、どの道を選ぶべきであるということは、単に科学的なエビデンスでは測れないところがあります。とくに、医者はその人の身体を診ているだけで、その人の生活を知っているわけではありません。

そういう意味で医療の選択は、難しくなっている面があります。

それは、終末期を迎えた高齢者医療に対する考え方ではなおさらそうであって、「こうあるべき」とは決められないものです。人によって異なって当然です。


さらに、科学がどんなに進歩しているといっても万能ではありません。科学の限界を知ったうえで、治療法を選択しなければなりません。科学に期待を寄せるのはいいですが、科学を過信して万能なように思ってしまうのは危険です。

老化は治せないということです。人間が医療としてできることは、せいぜい部品の修繕程度のことなのです。老いることがないようにするとか、死なないようにするとか、自然のメカニズムに抵触するようなことはできないのです。

それを人間の考える科学の力で、医学で、自然の摂理を征服しようなどとするところには根本的な誤りがあるのです。

人間は部品修理で済む機械ではありません。

現代の医療では人工血管、人工臓器、組織再生など部品修復技術が次々と開発されるようになっていますが、その修復をその人の人生のどの時点で行うか、その人の生き方を踏まえてどう適応するか、そこは十分に考慮されなければならないと思います。画一的に決められるべきではありません。

死の淵に追い込まれた人に何ができたのか

高校時代の同級生の一人が、脳腫瘍になりました。パソコンが思うように扱えなくなり「おかしい」と思ったのがきっかけで、相談を受けた私は、脳外科医を紹介しました。

手術を受け、いったんは快方に向かうかと思われたのですが、その後再発し、自分の病気のことを正確に理解できないままに、不安と苦悩のうちに亡くなりました。七三歳でした。

私は責任を感じました。苦悩していたであろう彼の最期を支えることができなかったことに、忸怩たる思いがありました。

彼の追悼の会ということで、東京近辺に住んでいる者たちが集まりました。おのずと、これから迫りつつある老いについて、さらにその先にある死の恐怖について、話題になりました。

「おまえはその道のプロだろう」といろいろ質問されたのですが、私はそのとき、的確なことが答えられませんでした。

それが心に引っかかり、数日考えてから、私にいろいろ聞いてきた一人にこんな手紙を書きました。

貴兄が死について深く考えておられることを知り、先日きちんとお話できなかったので、少し付け加えます。

考えてみますと、私は長年外科医として、患者さんの病と対峙してきましたが、その際死の淵に追い込まれた方の気持ちをどれだけ支えることができたか、あらためて忸怩たる思いがあります。

病気を治すことしか考えず、いのちを救えたのだから手術後の身体的な不都合が少々あってもよいだろうと、ある意味では大変思い上がったところがありました。

私には患者さんは生きていればよい、生きていくうえに少々不自由があっても、生きているのだからよいではないかと、人の気持ちへの配慮が欠けていました。

病と闘い、生き抜いてこられた方、今は高齢になられて特別養護老人ホームに来られた方をお世話してみますと、そこにあるのは厳しい老いの現実であります。

そして自分自身も遠からず終焉を迎えるであろうと思うと、死を直視せざるをえません。

私が携わってきた外科的治療というと、何か科学の最先端にあって、自然の流れを変える画期的手段のように思われがちですが、実際に病を治しているのは自然の仕組みであって、外科医のしていることは、身体の仕組みのある部分を少し変えているだけのことかもしれません。言うなれば部品修理です。

すべてのことは自然の仕組みの中でのことであって、われわれはその中で右往左往しているに過ぎず、それこそ「仏の手の上で騒動していただけの孫悟空」と同じかもしれません。

認知症の方と日々付き合っていますと、もはや独自の主観的世界にどっぷりと浸かるようになっておられる方は、ある意味で幸せなのです。よけいなことに悩み苦しまなくてもいいのですから。

なまじ自分が置かれている現状を理解でき、客観的な判断力が残っている方は、やりきれないのではないかと思います。やりがいのない日々の中で、不自由になっていく自分の身体の惨めさに心を苛まれ、死にたくても死ねない、絶望の縁に佇んでおられるように思えてなりません。

正直申してこれこそ生き地獄、元気になる可能性があるならよいでしょうが、人に胃ろうを造設して、無理矢理いのちを永らえさせるのは拷問としか思えません。

ご家族にしてみれば、親が、妻が、夫が、どんな形でも一日でも長く生きていてほしいと思うのは人情だとは思います。しかし、誰の人生なのでしょうか。

こうしてみてくると、人生の苦難を乗り越える道は、心のもち方でしかなく、それは自分で納得する生き方を通すことでしか得られないように思います。

精いっぱい生きてきたという自負、結局のところ自分なりの開き直りでしかないというのが現時点での私の結論です。

しかし、これは正直なところ願望であり、これからの残った人生の中で最期までこの気持ちを維持できるかどうか、いまの私にはまったく自信がありません。

心の道は険しく、その幕の引き方のむずかしさ、大切さを痛感する日々です。

平成二一年三月二六日

手紙を書いたのは、芦花ホームの医師になって三年目のときでした。

私のこの手紙に対して、ほどなく彼から返事が来ました。

彼は尊厳死協会に入会し、リビングウィルを認めて娘さんに託したそうです。

その上で書いてくれました。これからは患者の死生観を汲んで医療の意味を考える医者が求められる、と。


あれから七年の歳月が過ぎました。

今我々は同級生の訃報に次々触れる歳になりました。

彼の書いたリビングウィルは、今でもしっかり娘さんのところにあるそうです。

第7章

試練は「人生で本当に大切なもの」に気づくためにある

絶望から立ち直ったピッチャー

スポーツ選手にとって、故障は人生を左右する問題です。もう四十数年前のことになりますが、プロ野球のピッチャーが肩を壊して病院にやってきました。当時、巨人軍の選手だった加藤初さんです。

五月、試合で投げて勝利したあと、大事な利き腕がだるくて上がらなくなったといいます。やってきたときは、本当に肩から腕がだらりと垂れ下がっているような状況で、ご本人は不安を通り越して、絶望的な表情でした。いまでもピッチャーが肩や肘を壊す大きな故障は、そのまま選手生命の終わりを意味します。加藤さんは、過外転症候群という肩の血管外傷でした。

人間の遠い先祖は四本足で歩いていました。やがて立って二足歩行をするようになりました。これにより腕が胴体に対して平行の位置で使われるようになり、腕に行く動脈は小胸筋の付け根の後ろを回り込むような位置関係になりました。

ピッチャーはその形の肩で剛速球を投げるという動作を繰り返すため、動脈が擦り切れてしまいやすいのです。

それまでも手術の方法はありました。擦り切れた動脈部分を人工血管に置き換えるのです。しかし人工血管と生来の血管との結節部分がうまく馴染まないため、ピッチャーが再びプロの選手としてマウンドに立つことはありませんでした。

私は、このような血行障害の患者さんが来たら、こういう治療法を提案しようという一つのプランを持っていました。それは動脈の通り道を変える方法です。小胸筋が無理なく前にまわるように動脈の位置を変えさせてもらう手術を考案したのです。

そして、使うのは人工血管ではなく、本人の大腿部の内側に走っている大伏在静脈を転用することです。

人間の血管というのは、じつにうまくできています。動脈はそれぞれ組織へ血液を配分する責任を背負っていますから差し替えは利きませんが、静脈はある程度余裕を持った還流回路です。場所によってはその静脈を他に転用しても並走する別の帰り道があるのです。しかも静脈は、それを動脈の位置につかせてやると、元からそこにあった動脈に〝変身〟して、ちゃんと動脈の務めを果たしてくれるのです。

その上、前と同じ位置につけたら、擦り切れてしまう可能性がありますが、ルート変更をすることで、同じリスクも避けられます。

いわば、人間の血管の部分的構造改革をさせてもらったのです。

私は常日ごろ神を信じる者ではありませんが、さすがに「人間の創造主である神さま、ちょっと不遜なことをさせていただきますが、どうぞお許しください」とお断りせずにはいられませんでした。

手術の翌朝、私はスポーツ紙の取材陣を前に「手術は一〇〇パーセント成功しました」と自信たっぷりの発表をしました。おかげでそれを見た先輩医師から

「外科医に一〇〇パーセント成功なんてあり得ない。おまえは医療をなんだと思っているんだ、不届き者！」と激しいお叱りを受けたのですが、それは加藤さんに再起の意欲をかき立ててもらうためにしたことでした。

スポーツ紙の記事を読んで気をとりなおした加藤さんは、すぐにリハビリを始め、予想より早く八月には戦線に復帰したのです。そして、そのシーズンの巨人のリーグ優勝に貢献しました。

加藤さんの再起を見て、その後何人かのピッチャーが手術してくれ、とやってきました。同じ巨人の新浦壽夫（にうらとしお）さんなど一〇人の選手を手術し、再起された選手はいずれも強くなられ、立派な戦績を残されました。

青天の霹靂

そのころの私は、じつに血気盛んでした。おかしいと思うことは声を上げずにはいられない。思いついたらすぐ行動。病院内でもそうでした。

いまでこそチーム医療というのは病院の常識になっていますが、そのころは各診療科の間に連携がなく、内科、外科、整形外科、婦人科、小児科、泌尿器科、皮膚科、形成外科、放射線科、病理科……それぞれがばらばらな方針でやっていました。病気の正確で迅速な解決のためにも、患者さんの便宜のためにも、各科の横断的な協力体制が不可欠です。

ちょうど古い建物が取り壊されて新しい建物に移る機会がありました。私は医局の総合化を唱え、各診療科の医局を一ヵ所にまとめて総合医局を立ち上げ、その医局長になりました。

病院の臨床業務は飛躍的に充実していきました。

一九八〇年代、ちょうど日本の経済が右肩上がり一直線の時代でした。病院の評判も上がり、患者さんの数も増えました。経営も安定し、その結果、先進的な医療を次々進めることができました。

院長が交代され、事務長も変わりました。そのあたりから、病院の経営は思わぬ方向に走り出していたのです。

時はバブル真っ盛り、新しい事務長は景気の波に乗って財テクをして資産を増やそうと考えました。ところが、その方法がまずかったのです。

一九九六年一〇月、病院の管理職員宛てに告発文書が送られてきました。そこには、事務長が数十社の仕手株を売買し、病院に多大な損失を与えていること、定款により高額な寄付があった際には、検査機器の購入にあてると規定されているにもかかわらず、検査機器はリース用品を使い、寄付金は別件に流用していることなどが書かれていました。

事の重大性に鑑み、院内に調査委員会が設けられ、当時、副院長をしていた私は調査委員長を命じられました。

私は調査報告書をまとめました。実際に関係した職員の証言もあり、告発文書に書かれていたことはほぼ事実であったことがわかりました。

私は思いました。起きてしまったことは仕方がない。もう一度努力して再起を図ろう。われわれにはよい医療がある。よい医療をすれば患者は来る。経済的損失は取り戻せる。この機に膿を出しきって、内部の自浄作用を働かせて再起すればいいのだ、と。

私の勤務していた東京都済生会中央病院の母体は、明治天皇の御下賜金で設立された済生会という恩賜財団です。全国に四〇以上の支部を擁す大組織で、中央病院はその核となる病院です。会社における役員会にあたるのが財団理事会です。重要なことはその場で決められます。中央病院の関係者で理事会に出席できたのは、院長と、渦中の事務長だけでした。

理事会の結論は、皇室に由来する恩賜財団において、このようなことがあったことが表沙汰になってはならない、というものでした。要するに、組織ぐるみの隠蔽です。

調査書類は報告の場ですべて没収され、調査報告をまとめた調査委員長は解雇すべし、ということになり、私は突然、解雇を言い渡されました。青天の霹靂でした。

苦節一〇年

私は身分保全の訴えを東京地方裁判所に提出し、主張が認められて常勤職員として勤務を続けられることになりました。しかし副院長の執務室は取り上げられ、中央病院が運営を受託していた都立民生病院の三階の物置だった部屋を当てがわれて〝幽閉〟されました。

二ヵ月ごとに、済生会側の弁護士が用意した「あなたはもうここの職員ではない」という書面を提示され、その都度こちらも弁護士に用意してもらった「私はここの職員である」という書面を渡し合うむなしい神経戦が数年にわたって続きました。

私が手術室に入ると、何かミスがあったら事を荒立てようとしていたのか、監視の目がつきました。人間は追いつめられると、かえって強くなります。

地裁、高裁、最後には最高裁で門前払いを食うまで、それから一〇年の間、外科医として臨床を続けながら、一方では済生会という組織の旧弊と闘いつづけました。しかし、なぜ自分がこのような目に遭うことになったのか、何度考えてもわかりませんでした。

ときどき、これは何かの間違いではないか、自分は長い悪夢を見ているのではないか、と思うこともありました。それは夢ではなく、厳しい現実でした。

幽閉部屋の窓の外を季節が移ろい、銀杏の葉の色が変わっていくのを眺めながら、これから自分の人生はどうなるのだろう、自分はどこまでこの状況に耐えられるだろうかと、苦しみもがきました。

本来なら日本の医療を代表する大組織のあり方が問われるべき裁判は、理事会の恣意的利害判断により論点をずらされ、なんと、私は組織の定年制に従わずに病院職員でありつづけようとしているという話にされて、敗訴しました。

上層部のやり方に怒りを覚えて私と同時期に裁判を起こしていた五人の同僚た

ちも、枕を並べて討ち死にに終わりました。

済生会には二重、三重の管理機構があり、粛正のチェック体制が機能していいはずなのですが、自浄作用が働くことはなかったのです。福祉医療の第一線で「患者のためのいい医療をしよう」「この病院をよくしていこう」という気概を持った者たちの声は、闇にかき消されました。

あの試練があるから、いまがある

私は地位も名誉も失いました。自分の人生を全否定されたような苦渋を嘗めました。そしてどん底のなかで思いました。

これからどう歩むか、それこそ私という人間の生き方が問われる。私の残りの人生は、自らの生き方を通して変えていくしかない、と。

再就職先として、声をかけてくれた病院や大学もありました。しかし私は自分の意志で、特別養護老人ホームの常勤医になることを志願しました。

医療の本当の意味を見つめ直そうと思ったからです。

外科医療の最前線で、患者さんのピンチを救い、いのちの危機を救うことこそが医療だと思ってきた私が、一〇年の苦節を経て、老衰には、もう一つ別な医師の役割が求められていると考えるようになったのです。

私自身も歳をとりましたが、私が手術をしてきた人たちも、どんどん年老いていき、いずれは死を迎えます。どんな医療も、死に抗うことはできません。となると、最善の終末期医療とは何なのか。視点を変えて、いのちを見つめてみよう、老いと死に向き合ってみようと思いました。

あのせつなかった時代を私は〝座敷牢の時代〟と呼んでいるのですが、その間に、医療のあり方、医療の意味、そして人としての生き方について、しっかり考える時間を持つことができました。

一〇年間の試練が、私という人間を大きく変えました。あの時間がなかったら、いまの私はありません。

なぜいまになって昔のことを掘り起こして書こうとしたのか、それは私があの一〇年の試練の時を糧とできたと言いきれるようになったからです。

地位も、名誉も、そして第一線の外科医としての収入も失いましたが、それを惜しいとは思いません。おそらく人間としていまのほうが「よく生きる」ことができているという自負があります。

いまあらためて思います。極限の状況に追い込まれるからこそ、人間は普通に生きていたらなかなか気づけないこと、見逃しがちな大事なことに気がつくのです。逆境から立ち上がった人間が強いのは、もうこれ以上何も失うものはないというどん底を知っているからなのではないでしょうか。

悲嘆の底を抜けた先には希望がある

星野富弘さんという詩人・画家がいます。心に染み入る詩を書き、柔らかな花の絵を描く方です。星野さんはそれを、口に筆をくわえて書かれるのです。

体育の先生だった星野さんは、先生になったばかりのころ、指導中に頸椎を損傷し、首から下が麻痺した身体になりました。当時の気持ちをこう表現されています。

大阪万博があった１９７０年。23歳の時、私は首から下が動かなくなるという大きな怪我をしてしまいました。絶望のあまり、「生きていても仕方ない。早く死にたい」と思いました。

しかし「死にたい」いくら思っても時間がくれば腹は減るし、心臓は正確に動いているし、身体は一生懸命生きようとしているのです。自分の意思とは違う大きな力が、私の身体を生かそうとしているのです。
枕元にはいつもお見舞いの人が持って来てくれた花がありました。じっと見ていると、それまで気がつかず見過ごしていた名前も知らない雑草の花の中まで、何か大きな力が働いているような気がしました。

（『星野富弘　愛の贈りもの　新編　風の旅』より）

これを読んだとき、私は頭をガツンと殴られたような衝撃を受けました。人間自体、自然の一部のちっぽけな存在です。私たちは、自分の意志ではコントロールできない、何か大きな力によって生かされているのだと思います。
こんな詩もあります。

いのちが一番大切だと
思っていたころ

生きるのが苦しかった
いのちより大切なものが
あると知った日
生きているのが
嬉しかった

（『鈴の鳴る道』より）

いのちを大切にするというのは、生きることに固執することではないのです。
むしろ、いのちよりも大切なものに気づくことなのです。

どんな状況でも、人間としての尊厳と生きる希望があればいい

忘れることのできない患者さんがいます。それは先天性動静脈瘻という病気で、医師として経験したなかでも、もっともたいへんな経過をたどった方でした。伊藤さん（仮名）が最初に東京都済生会中央病院にやってきたのは、まだ二〇代のときでした。

唇に一センチ大の血管腫ができて、形成外科で切除手術をすることになったのです。出血の勢いが強そうだということで、血管外科医の私がサポートに入りました。手術で簡単に取れて退院していきましたが、それはこの恐ろしい病気との序盤戦にすぎませんでした。

半年くらいすると、前よりもふくらみが大きい血管腫が前の手術創の上にできていました。それを手術で取ると、数ヵ月後にはさらに大きな血管腫ができる。

何度取っても、またふくらんで、しかもどんどん広がっていくのです。

その状況が、加速度的に進みます。病気がどう進行するのか先はまったく見えない。肉体的にも精神的にも相当つらかったはずです。

彼は有名な電機メーカーの技師でした。仕事のこと、家族のこと、これからどうなっていくのかということ、いろいろ考え、不安もあったでしょう。自分の運命を呪いたくなったはずです。しかし彼は「考えてもしようがないことだから」と病気に対して非常に冷静で、いつも前向きでした。

そのうちに失明しました。やがて口を完全にやられて食べることができなくなり、胃ろうになりました。呼吸がむずかしくなり、気管切開をして声も出せなくなりました。それでもパソコンで意思を伝えてくれました。みごとな精神力の持ち主でした。


裁判に敗れ、約三三年間勤めた済生会中央病院を去ることになったとき、私がいちばん心残りだったのは、自分が最後まで診ることができなくなってしまった患者さんたちのことでした。なかでも彼のことは非常に気がかりでした。私は一言謝りたいと思いました。

病院を去って三ヵ月後、私は彼の病室に見舞いに行きました。失明し、声も出せない彼は、手探りで紙を探して、マジックでこう書いてくれました。

「先生、心配しないでくれ。おれは大丈夫だ」

なぜこんなふうに強く生きられるのだろう、その強さに私は頭が下がりました。

彼は私を「先生」と呼んでくれましたが、生きる姿勢の見事さということでは、彼のほうこそ私に勇気と励ましを与えてくれる先生でした。

自宅に戻って生活していたとき、朝、息をしていないことに家族が気づいたそうです。六〇歳でした。三五年余の闘病の幕が静かに下りました。

最期まで希望を捨てず、尊厳をもったかたちで生を全うした方です。

脊椎カリエスに苦しんだ俳人・正岡子規は、死の直前まで書き続けた日記『病牀六尺』（岩波書店）のなかで、こう書き残しています。

悟りといふ事は如何なる場合にも平気で死ぬる事かと思つて居たのは間違ひで、悟りといふ事は如何なる場合にも平気で生きて居る事であつた

（明治三五年六月二日付）

いかなる場合も平気で生き抜く——。それは先ほどの星野富弘さんにも、いま話した伊藤さんにも共通していることのように思われます。

ゲーテにこんな言葉があります。

なんらかの方法で死を解決した人の生き方は明るい。

星野富弘さんの言う「いのちより大切なものがあると知ること」。
正岡子規の言う「いかなる場合にも平気で生きていること」。
ゲーテの言う「なんらかの方法で死を解決すること」。
それらを知ることが、あるいは人間が生きる意味なのかもしれません。

終章

幸せな死を思い描いて、今日一日を楽しんで生きる

憂い事は笑い飛ばすがよし！

「あれから四〇年」でお馴染みの綾小路きみまろの漫談は、中高年に大人気です。

「何も要らない。あなたがいれば。
あれから四〇年、
何でも欲しい。あんたは要らない」

「新婚時代、手を取り合いながら生きてきました。
あれから四〇年、
財産を取り合いながら生きています」

こんな毒舌漫談に、わが身を振り返ってちょっとドキリとしつつも、アハハと笑い飛ばして気分爽快になれる。そんなところが魅力なのだと思います。

私はこのフレーズが気に入っています。

「言ったことは忘れ、
言おうとしたことまで忘れ、
忘れたことも忘れました」
きれいさっぱり嫌なことを忘れられたら、毎日がすっきり上機嫌でいられそうです。
ということは「ボケる」ことも悪くない、ということです。いまは認知症なんていうヘンな病名がつけられていますが、私は昔のように「ボケ」と呼ぶほうがいいのではないかと思っています。人間長く生きているといろいろなことがあります。それを忘れて身軽になって、浮き世を超越するようになるというのは、憂い事をなくしてくれるメンタル安定装置なのかもしれません。
「ボケが始まったの？　いいわね。私はまだなのよ、だからいろいろつらくて仕方ない……。うらやましいわ」
そんなふうに言う時代が来たら面白いと思いませんか。

ものごとの受けとめ方は、気持ちの持ちよう一つで変わります。

歳とともに出てくるさまざまな病態も、いろいろ「不自由なことが増えていく」と考えるのではなく、どんどん身軽になっていくことだと思えばいいのです。

耳が遠くなったら、聞きたくないことを聞かないで済みますし、歯がなくなったら食べすぎなくなります。それもこれも、どんどん身軽になって、枯れるための準備なのだと思えばいいのです。自然に枯れていくというのが、いちばん理想的な最期の迎え方なのですから。

人生一〇〇年時代、下り坂をどう降りるか

「あれから四〇年」ではありませんが、二〇歳で成人してから四〇年経つと、還暦です。昔は人生リタイアのタイミングのように言われましたが、いまはまだまだ、第二の人生の始まりぐらいの年齢です。長い人生マラソンの折り返し地点のような感じでしょうか。

そこからUターンして、さらに四〇年経つと、一〇〇歳になります。そこまでたどり着けるのが幸せなことかそうでないかは、あなた自身の生き方にかかっています。

自分の口から好きなものを食べ、好きなことをして暮らせるならば、私もぜひ一〇〇歳を目指したいものです。しかし、寝たきりになって、ものも言えず、経管栄養でただただ生かされるようなことはご免こうむりたい、と思っています。

ちゃんとリビングウィルも書いてありますし、家族にも話しています。皆さんも延命治療の意思表示は、はっきりさせておいたほうがいいですよ。そのほうが家族を悩ませずに済みます。

人生前半の四〇年は、身体的に非常に活力がある時期ですから、上り坂でも馬力が出せます。しかし、還暦から人生は、それまでのようなわけにはいきません。ままならぬことが少しずつ増えてきます。

身体的な衰えは、気力にも影響します。気力というのは自分自身のものだと思いがちですが、これは社会性と密接につながっています。

たとえば、定年退職をした男性のなかには、一気に世間と縁遠くなっていき、孤独化してしまう人がいます。自分だけの自由な時間はたっぷりできたものの、何をしたらいいかわからないのです。そんな毎日を楽しめないのです。うつになってしまう人もいます。

では、どうしたら気力を保っていきいきと暮らすことができるのでしょうか。

人生の下り坂時代こそ、生きがいや生きる意味を自分の外に見出すことです。

自分の好きなことをやろうとするのではなくて、自分にできることで社会と関わっていこうとするほうがいいのです。

人は、自分が必要とされている実感があったほうが、気力が充ちて元気でいられるものです。誰からも必要とされない、自分が世の中に何の貢献もできない、というのは自己の存在意義の否定になり、つらいことです。

ほんのちょっとしたことでいいと思います。たとえば、近くの小学校の通学路に立って、子どもたちを守るボランティアの〝緑のおじさん〟をやってみる。何だっていいので、自分を楽しませるというより、誰かのために役に立つことをしてみるのです。そうすると、張り合いが出てくると思います。

自分のためより、誰かのために——「忘己利他」のすすめ

社会に何か貢献できるということは、人間の生きる意味においてたいへん大きな要素です。

「忘己利他」という言葉があります。仏教語で「自分のことは後にして、他の人に喜んでいただくことをする」という意味で、仏さまはそういう行いをされた、そこに幸せがあるという教えです。

人間が生きがいを感じるのは、忘己利他の行いができているときが多いのではないでしょうか。仕事というのは、基本的にみんな社会のためにやるものです。自分の生計のためだけにやる仕事よりも、「誰かを助けるため」「誰かを笑顔にするため」という目的や使命感をもってやるほうが生きがいを感じるのは、忘己利他の心があるからなのです。

深沢七郎の『楢山節考』のお話をご存知でしょうか。

俗に言う「姥捨て山」伝承に基づいた物語です。貧しい寒村には、口減らしとして年寄りを山に捨てに行く習慣がありました。息子は、母を捨てるなんてできない、と思います。しかしその当事者である老婆、おりんさんは、ためらう息子を叱咤して、自分から山に捨てに行ってくれと言うのです。

このおりんさんの姿勢は、自分のことを考えるのでなく、他の人のためを思う忘己利他だと私は思っています。自分が家にいたら、家族にしわ寄せがいきます。迷惑がかかります。だから、家族のために、自分の順番が来たことを淡々と受け入れるのです。

『楢山節考』は「棄老」の物語として知られていますが、私は、老人を捨てに行くむごい話、かわいそうな話なのではなく、むしろ凛とした「死の覚悟」というものを伝える物語のように思えます。

最後のシーンに胸を打たれます。息子が山に母親を置いて帰ろうとすると、雪が降ってくるのです。言葉を交わしてはいけない決まりなのですが、息子は「よかったな」と叫ぶのです。なぜなら、雪だと眠っているうちに凍死するので、苦しまないで済むからです。

別れを受け入れる

現代のわれわれはどうでしょうか。

自分の思いにしがみついていないでしょうか。

自律心、自己を律する生き方をしているでしょうか。

私は「自分から死にに行け」と言っているわけではありません。

泰然として状況を受け入れる心を、現代人は忘れていると思うのです。

それを取り戻そうと言いたいのです。


自分はしてほしくないのに、親には延命治療を強いるというのは、本当にいのちを大切にしている人のやることではないと私は思います。

それは、いのちにしがみついているだけです。

自分が悲しいから、さみしいから、その思いに耐えられそうにないから、大事な決断を先送りしているだけではないでしょうか。

一分一秒でもいいから、ただ長く生きていてほしいという気持ちは、執着であって、愛情ではないと思います。

本当の愛情とは、相手のためを思い、忘己利他の心で接することです。


別れは悲しいことです。

そのときは、泣けばよいのです。

泣いて、泣いて、泣き疲れるまで泣けばいいのです。

お父さんやお母さんの肉体はもうこの世になくなっても、あなたの胸の中には、たくさんの思い出、記憶が詰まっているはずです。それらはあなたとともに生きつづけます。

そして何より、あなたはご両親からいのちのバトンを渡されて、こうして生きているのです。あなたが生きている限り、ご両親も生きているのです。

これまでの恩を感謝して、供養しましょう。

いずれはみんな死ぬのです。

だからこそ、いま、生きていることの喜び、楽しみを味わう生き方をすることが大切なのです。

おわりに

私はいまから約半世紀前に、メスを持って患者さんの身体を切り開くという医療のなかでも最も〝荒仕事〟をする外科医になりました。

その当時は、がんを退治するためには切り取ってしまうことがいちばんだという時代で、外科的治療が主流でした。

たくさんのがんと闘いました。そのときは勝ち戦になっても、また再発します。怪しいところはすべて取り除く拡大根治術が必要だとなり、バラバラにした血管をつなぐ技術がないと先に進めなくなりました。

私は血管外科を専門とするようになりました。血管を修復して、ときには人間の身体の〝構造改革〟までしました。

大勢の人の生死に関わりました。治せた患者さんもいましたが、治せなかった患者さんもいました。治せないということは死を意味し、死は敗北でした。たとえ治療が成功しても、その人が永遠不滅の身体になったわけではありません。みんなやがて老い、いずれ死ぬのです。

死には抗えないということを、嫌というほど感じさせられていました。しかし当時の私は、死と本当に向き合っていなかったのです。来てほしくないものとして、目を背けていました。向き合うことから逃げていました。

そんな私が、ひょんなことから〝老衰の館〟である特養で働くようになり、老化、老衰、死とどっぷり付き合うことになりました。

知ってみれば、死は忌み嫌う必要のないものでした。

老いて老衰になるのは、安らかな死に向かうための最も安心なルートでした。自然の摂理に逆らおうとするから死が苦しいものになるのであり、よけいなことさえしなければ、自然の摂理に順応していれば、苦しむことなく安らかに最期を迎えられるのだということを、たくさんの老衰の先輩方が教えてくれました。

われわれは自然の一部なのです。

どんなに便利な世の中を築き上げ、自分たちの力で生きているような顔をしていたところで、われわれは未知な自然の一部です。まだまだわからないことが一杯ある自然の一部です。

医学は人間のつくり出した科学技術の一つです。いのちの終焉という自然界の「深淵な機序」に、人間の考えた科学で挑戦し、抗おうとすることが、苦しい最期を招くのです。

私たちは科学を過信して、医学がわれわれを死から救ってくれるような錯覚に陥っていました。医療にしがみついて、つらい死に方をしていたのです。

生き物には自然の穏やかな最期があります。最期のときが来たことに気がついて、自然にまかせることがいちばんいいのです。

この本には、外科医としてさんざん自然の摂理に挑んできた者が、「人はよけいな医療などしないほうが上手に死ねる」と言うようになった軌跡、自分の歩んできた航跡から見えてきたものを記しました。

あらためて振り返ってみると、それはたどるべくしてたどってきた〝航路〟だったようにも思います。

人生は平坦ではありません。さまざまな苦労を乗り越えなければなりません。逆境を怖れてはいけません。

苦労を乗り越えた者は、一皮剥けます。

たくましくなります。

人に優しくなれます。

私は七〇歳から勤めはじめた芦花ホームで、人としての生き方を取り戻しました。芦花ホームで、相手のために何ができるかということを一生懸命考えつづけている若き職員たちと出会い、私はたいへん清々しい思いを感じました。自分の新天地をこのような環境に決めたことを、心からよかったと思いました。

医師の使命は、いのちを救うことにあります。

しかし、老衰の果てのいのちは医療では救えません。

そこで求められているのは、人生を支える役割です。

それはときに医療の力を超えます。

私は一人の人間として、いのちよりも大切なものに気づくことができました。

わが人生に悔いなし、です。

そしてまだ私の人生は続いています。

この本を書くに当たって、芦花ホームで過ごしてきた一〇年の間、家族の介護問題に真剣に取り組んできたからこそ、ホームのあり方に意見してくださったご家族の皆さまに、一緒に悩み、一緒に怒り、一緒に涙し、一緒に笑い合ってきた介護施設の仲間たちに感謝します。

そして訪問看護師という立場と経験から、老衰に医療はどうあるべきかを私に示唆してくれた妻に、心から感謝します。

石飛幸三

参考文献

『人間この未知なるもの』アレキシス・カレル著　渡部昇一訳、解説　三笠書房
『病牀六尺』正岡子規著　岩波書店
『たった一度の人生だから』日野原重明、星野富弘著　いのちのことば社
『医学の危機　脳死移植と医療倫理』安芸都司雄著　世界書院
『楢山節考』深沢七郎著　新潮社
『まさか「老病死に勝つ方法」があったとは　ブッダが説く心と健康の因果法則』アルボムッレ・スマナサーラ著　サンガ
『入門医療経済学　「いのち」と効率の両立を求めて』真野俊樹著　中央公論新社
『呆けたカントに「理性」はあるか』大井玄著　新潮社
『とまどう男たち　生き方編・死に方編』伊藤公雄、山中浩司編著　大阪大学出版会
『星野富弘 愛の贈りもの　新編風の旅』星野富弘著　学研パブリッシング
『鈴の鳴る道』星野富弘著　偕成社

装丁　高柳雅人
組版　荒木香樹
編集協力　阿部久美子

石飛幸三（いしとび・こうぞう）

特別養護老人ホーム・芦花ホーム常勤医。1935年広島県生まれ。61年慶應義塾大学医学部卒業。同大学外科学教室に入局後、ドイツのフェルディナント・ザウアーブルッフ記念病院、東京都済生会中央病院にて血管外科医として勤務する一方、慶應義塾大学医学部兼任講師として血管外傷を講義。東京都済生会中央病院副院長を経て、2005年12月より現職。著書に『「平穏死」のすすめ 口から食べられなくなったらどうしますか?』（講談社）、『「平穏死」という選択』『こうして死ねたら悔いはない』（ともに幻冬舎ルネッサンス）、『家族と迎える「平穏死」「看取り」で迷ったとき、大切にしたい6つのこと』（廣済堂出版）などがある。

「平穏死」を受け入れるレッスン
自分はしてほしくないのに、なぜ親に延命治療をするのですか？

2016年 7月14日　発　行　　NDC914
2016年10月 1 日　第4刷

著　者　石飛幸三
発行者　小川雄一
発行所　株式会社 誠文堂新光社
〒113-0033　東京都文京区本郷3-3-11
（編集）電話 03-5805-7285
（販売）電話 03-5800-5780
URL http://www.seibundo-shinkosha.net/
印刷所　星野精版印刷 株式会社
製本所　和光堂 株式会社

ISBN978-4-416-71627-4